百年抗疫

1918後被流感改變的世界

Influenza

The Hundred Year Hunt to Cure the Deadliest Disease in History

Jeremy Brown
傑瑞米・布朗——著

王晨瑜——譯

目錄

謹以本書，感謝以下逝者和生者：

來自紐約水牛城的士兵羅斯科·旺恩（Roscoe Vaughan），

於1918年9月26日，在南卡羅萊納的傑克森營區逝世。

他的獻身幫助我們更深入地認識讓他和其他

數百萬人喪生的流感病毒。

歐騰·瑞丁格（Autumn Reddinger），

她和流感抗戰的故事不僅是個人勇氣的表現，

也讓現代醫學上了寶貴一課。

爲防止西班牙流感傳播，

如要打噴嚏、咳嗽或吐痰，請使用您的隨身手帕。

如果人人都能把這個警示謹記於心，就不會受到流感威脅。

——費城蒸汽火車上的標語，1918年10月

—

就風險而言，

沒有任何事物可與流感相提並論。

——湯姆·弗里登（Tom Frieden），

前美國疾病管制與預防中心（CDC）主任，2017年1月

【各界推薦】

「在歷史前面我們學會了謙卑，在疾病面前我們務必得堅強！」

——呂捷，歷史節目主持人

「爲什麼需要重新理解一九一八年全球流感造成的重大影響？不只是因爲它與此次新冠肺炎，有著近似傳播方式（後者甚至有過之而無不及），也由於在這網路串聯的年代，全球公民對於資訊公開透明與政府公衛治理的要求，與日俱增。這本書以史爲鑒，透過引人入勝的故事，帶出積極跨界的對話，從而帶領我們思考——如果短期仍無法完全滅絕病毒，人類又該如何應變，尋找安然度過的各種解方。」

——李明璁，社會學家、作家

「人類與病毒的戰爭永不止息。縱貫古今，不難發現這些微小的致病原，竟也足以在人類世界掀起滔天巨浪，從疾病本身，到民生、經濟、心理乃至全球攻防。與其說是戰爭，實爲生物間的互動平衡，從歷史借鏡學習，將傷害減到最低。」

——許書華，輔大醫院家醫科主治醫師

「傑瑞米．布朗寫了一本出色作品。從一九一八年的流感大流行到我們最近的疫情，他講述了一個令人難忘的故事，爲我們與流感的鬥爭帶來全新視角。他的廣泛研究與不乏幽默的行文，使我們想起現代醫學取得的巨大進步，以及每個流感季我們仍然面臨的危險。」

——蓋爾．德奧諾弗里奧（Gail D' Onofrio），耶魯大學急診醫學系教授

「布朗博士這本書，生動地提醒我們流感是當代最致命的威脅之一。藉由閱讀這本廣博又重要的作品，我們也終於明白一百年前到底發生了什麼事，以及我們該如何追捕這位一直沒有離開過的連環殺手。」

——桑迪普．裘哈爾（Sandeep Jauhar），暢銷書《心臟的故事》作者

「作者以專業又通俗易懂的方式，講述那場造成史上最多人喪生的致命疾病故事。這本書非常及時、有趣，引人入勝且發人深省。」

——大衛・葛雷格里（David Gregory），美國有線電視新聞網（CNN）政治分析師，前美國國家廣播公司（NBC）《與媒體見面》節目主持人

「在這本書中，布朗以他專業的醫學和科學角度出發，講述一個關於病毒的精采故事。雖然這個故事最後有些令人憂鬱，但布朗博士行文幽默與嚴謹兼具，令人不忍釋卷。流感如今仍是一個真實又迫切的威脅，布朗在書中也明確點出現代醫療的進步與局限。」

——《華爾街日報》

「流感是連環殺手，布朗從醫學史、病毒學、診斷和治療、經濟學和流行病學、衛生保健政策、疾病預防等各個角度，深入淺出探討這種致命病毒感染。」

——《書單》雜誌重點書評

「在美國衛生研究院緊急醫療研究辦公室主任布朗的處女作中，他追溯了流感病毒數百萬年的歷史，對其進行理解和治療的努力以及該病毒的許多毀滅性爆發，是一本精彩的書籍。」

——《柯克斯書評》

【推薦序】

人類和病毒的百年對抗

林氏璧

二〇二〇年的新型冠狀病毒疫情，一直讓我想起百年前的西班牙流感，那場發生在一九一八年的流感大流行。

這次疫情爆發至今，一直有人說新冠會流感化，意指會類似流感常存在人類社會。我個人給予新冠病毒的定位是；新冠可比致死率較高的流感，傳染力相當，但致死率大概十倍。但和每年都來的季節性流感不一樣的是，二〇二〇年面對新冠，人類一開始沒有藥物沒有疫苗，全世界的人對這隻病毒都沒有免疫力，就像一九一八年人類面對西班牙流感一樣。而西班牙流感的致死率，大概是季節性流感的二十倍。當時全世界人口約十七億人，估計共有五千萬至一億人因流感而死。

把冠狀病毒看成流感病毒，可完全沒有瞧不起它的意思。

每年冬天都會有流行性感冒，造成或大或小的流行，要你打疫苗你也不想打。你可能沒有清楚認知到，流感有多嚴重。這一百年甚至更久和人類纏鬥的流行性感冒病毒，由於不斷突變因此每年都造成疫情。雖有疫苗和藥物，但無法完全防治，每年的季節性流感還是會在全世界平均造成三百至五百萬個重症病例，每年約二十九至六十五萬人死於流感。你知道有疫苗有藥物可以對抗流感，但你不知道其實藥物用處並不大，疫苗保護力也有限。要了解這些知識，你才不會對新冠疫苗藥物有著錯誤的理解和期待。

我非常推薦這本書：《百年抗疫：1918後被流感改變的世界》。作者是美國衛生研究院緊急醫療研究辦公室主任：傑瑞米．布朗博士。布朗醫師以專業但又能讓一般人看懂的方式，從各個角度切入，帶領你我了解這一百年來人類和流感的戰爭。

在書中你可以看到，百年前根本不知道病毒的存在，當時醫師如何治療病患？後來幾次流感大流行的狀況？如何確認當年的疫情是流感病毒造成，且重新建構出當年病毒的基因序列？此外，也帶出對於疫苗和抗流感藥物是否有效的種種討論。

在布朗醫師爲臺灣版寫的序文中寫道：

「除了對病毒的了解，可以使用的治療方法，還有媒體這三個面向，一九一八年和二〇二〇年的世界，其實沒有什麼不同。」

我衷心希望，這三個面向的不同，會成爲重要的防疫關鍵，特別是前兩者。期待百年後醫學的進步，可以早日讓這次新冠疫情，眞正平息。

（本文作者爲前臺大感染科醫師、「日本自助旅遊中毒者」版主）

【臺灣版作者序】

了解百年前流感始末，開啓未來防疫之窗

長久以來，科學家一直認爲就一九一八年流感大爆發的規模而言，世界早該發生另一起大流行了。這次宿命般的相遇，最終發生在二〇一九年冬天，當時冠狀病毒引發的症狀只被當成一種普通感冒，沒想到演變成一種新的、如今被稱爲「新型冠狀病毒肺炎」（COVID-19，下文簡稱新冠肺炎）的致命疾病，並在幾周內席捲全球。就像一九一八年一樣，世界陷入崩潰邊緣。好幾個國家宣布鎖國狀態，國際旅行被迫暫停，國家經濟受到大幅度的衝擊。即使死亡人數遠遠少於一九一八年全球五千萬到一億的死亡人數，新冠病毒也向我們表明，只是一種病毒就能對人類世界造成大規模的破壞。

造成新冠肺炎爆發的三種重要傳播方式，與一九一八年流感大流行相似。首先，

流感病毒和冠狀病毒都是從**非人類動物傳播到人類宿主的新病毒**。在一九一八年，這是一種禽流感病毒，它在中間宿主（可能是豬或馬）體內度過一段時間，然後進入人體。隨著不同類型的流感病毒交換其遺傳物質，誕生一種全新的致命人類流感，正是這新版本的病毒（今天稱爲Ｈ１Ｎ１）導致有史以來最嚴重的一次大流行。同樣，冠狀病毒也起源於非人類動物，儘管這次不是鳥而是蝙蝠，爾後該病毒也在中間宿主體內停留一段時間。該中間宿主可能是被稱爲穿山甲的鱗狀食蟻獸，是一種瀕臨滅絕且經常被販運的哺乳動物。科學家懷疑，蝙蝠和穿山甲產生的冠狀病毒經過重組，從而產生新冠病毒。

一九一八年流感病毒和新冠病毒的第二個共同特徵是皆爲**冬季病毒**。每年都有一個流感流行時期，從秋天開始，隨著春季天氣轉暖逐漸趨緩。冠狀病毒也是冬季病毒，在春季消失。兩種病毒都不能忍受溫暖和潮濕的條件，這就是一九一八年流感病毒在那年春季消失，而在秋天重新出現的原因。在我寫下這些文字時，新冠病毒在溫暖的氣候下似乎也沒有那麼致命，儘管我們不知道是否會在秋天回歸。

一九一八年流感病毒和新冠病毒還具有另一個特點：無論病毒起源於何處，都**迅速成爲全球性問題**。一九一八年的流感病毒可能有三個地理起源，我們將在本書詳細討論。第一個地點在堪薩斯州的哈斯克爾郡，一九一八年初，醫師報告了第一起病例。第二個地點是法國北部的埃塔普勒，一九一六年在該地爆發流感大流行，據傳是從那裡傳播到世界各地。這可以解釋爲什麼在一九一八年，即在國際航空旅行還很早的時代，這種病毒迅速出現在彼此相距甚遠的國家。第三種理論把這種病毒的起源定在中國，早在歐洲和美國之前，就曾有嚴重流感爆發。但無論該病毒的來源是什麼，都在幾周內引起了大流行。相對地，新冠病毒的起源毫無疑問是：中國湖北省省會武漢市。但是就像一九一八年一樣，從一起當地的公衛事件開始，在短短幾周之內就變成了大流行病。

可以肯定的是，這三個相似之處令人感到毛骨悚然，不過這兩個流行病相隔一個世紀，兩者之間也存在幾個重要的區別。首先是我們對病毒的了解，在一九一八年的世界，人們尚未發現病毒的存在，這需要再過十五年。人類不知道是什麼使他們如此不適，並以前所未有的數量致死。一些人認爲是外星來的病毒，或是火山爆發造成的汙染，甚至是因爲吃了受到汙染的俄羅斯燕麥的影響。而就新冠病毒來說，在爆發的大約兩周內，中國科學家在美國一家主流醫學雜誌上發表了整個新冠病毒基因組。儘管有關新冠病毒的許多重要科學問題仍然存在，並且需要花費數年的時間才能回答，但我們從一開始就知道敵人的身分。

第二個主要區別是病患可以使用的治療方法。一九一八年，最好的藥物治療包括威士忌、灌腸和放血。這起大流行發生在抗生素時代之前，因此無法治療造成死亡主因的繼發性細菌感染。而在新冠肺炎大流行期，可以使用抗生素以及其他藥物來治療那些繼發性感染。儘管這些藥物沒有達到最佳的預期效果，但也爲重症患者提供一些幫助。據我所知，爆發初期就已進行一百多次臨床試驗，以測試針對新冠病毒的各種新型與現有的治療藥物。除了藥物外，如今世界上不乏醫院設施和重症加護病房，以及經過專業培訓的急診醫學和重症治療醫師、肺病學家、傳染病專家，以及專門給病情最嚴重的病患使用的隔離室和機械呼吸器。當然，在一九一八年流感爆發期間，甚至之後的幾十年，這些都不存在。

兩種流行病之間的最後一個區別不在病毒學或醫學，而在媒體。一九一八年，政府與報紙編輯之間達成一項默契協議，將流感蔓延消息排除在頭版之外。流感大爆發的報導通常被放在報紙不起眼的位置，這對國民心理的傷害較小。相反地，新冠肺炎大流行發生在即時通訊時代，疫情、疾病、死亡，以及當局爲解決問題而採取的行動的訊息和最新消息，我們只需點擊即可知曉。

除了以上提到的面向，一九一八年和二〇二〇年的世界，其實沒有什麼不同。儘管冠狀病毒已成爲一種新的威脅，但流感病毒仍然是每年的季節性大敵，造成全球數百萬人因此喪生。從現在開始了解一九一八年那場流感大流行的故事及其教訓，比以往任何時候都更加重要。

現在，就讓我們開始這個故事吧。

【前言】

回顧一九一八，追尋抗疫之方

歐騰．瑞丁格已經病入膏肓了。[1]她的肺已經失去功能，她的心臟也極度衰弱，已經無法將血液運送到全身，唯一能維持她生命的是一臺人工心肺機。她像個死人一樣躺在重症加護病房裡。她的父母已經請來牧師為她做最後的禱告儀式。他們該如何向歐騰獨自撫養的孩子們解釋媽媽死於流感——一種常被忽視的小病？有誰能夠料到，那位充滿活力且一周去兩次健身房的年輕女性，會在二〇一三年十二月，一腳踏進鬼門關？

聖誕假期期間，歐騰以為自己只是得了感冒，所以整個假期都和父母以及兩個年幼的孩子待在西賓夕法尼亞的家裡。兩天後她感覺好些了，便約了朋友喬一起共進晚

[1]：歐騰與流感奮戰的細節，來自多次電話訪談和我在二〇一七年十二月與歐騰本人、其父親、其主治醫師霍特．莫瑞博士的郵件往來。

餐。當歐騰回家時，她傳了訊息給喬，但喬收到的卻是一封不明所以且不知所謂的訊息。她在晚餐時還好好的，而且喬確信歐騰晚餐時沒有碰過酒精。喬覺得不太對勁，連忙驅車前往歐騰的家，他到達時發現歐騰顯得神智不清且身體虛弱。喬打電話給歐騰的雙親照看孩子，然後帶她到醫院就診。歐騰對急診護士說，她的肺好像著火了。急診室醫師進行一整套檢查：用聽診器檢查歐騰的雙肺，回音清晰；她的脈搏和血壓正常；沒有發燒；胸部X光片顯示肺部無感染；血液檢測正常且流感快篩結果顯示陰性。但醫師還是認為有些不對勁，為了保險起見，醫師建議歐騰留院觀察，並幫她施打抗生素。

歐騰的狀況急速惡化。幾小時後，她意識變得越來越迷糊，且呼吸越來越困難，抗生素看起來沒有起任何作用。該醫院的工作人員打電話求助在兩小時車程之外的匹茲堡梅西醫院。歐騰現在的狀況很危急，用救護車運送的風險很高，所以梅西醫院派了架救援直升機來接她。當直升機將她送到梅西醫院時，她已經無法自主呼吸。她一動也不動，一根管線進入她的喉嚨，管線跟呼吸機相連。

歐騰被直接送進梅西醫院的加護病房。她命懸一線，而且呼吸器已經無法輸送足夠氧氣以維持生命。胸部X光片顯示她的雙肺（幾小時前還是回音清晰且看起來完全正常）已經充滿膿包與液體。醫師為她施打更多抗生素並使用靜脈注射，防止血壓進一步下降。凌晨一點，加護病房團隊叫來霍特．莫瑞（Holt Murray）醫師，他受過專業急診醫師培訓且目前專職重症監護。他是歐騰的最後希望。

莫瑞是一名葉克膜專家（extra-corporeal membrane oxygenation，ECMO，臺灣音譯俗稱葉克膜）。葉克膜將病人體內的壞血抽出後，排除血液中的二氧化碳，注入氧氣，再把鮮紅、健康的血液輸回體內，該技術常用於心臟或肺移植手術中。由於歐騰的雙肺已無法正常運作，所以需要該設備替代肺功能。

莫瑞醫師只有極短時間向病人家屬解釋葉克膜並得到他們的同意。他說：「我不認為我們有其他選擇，葉克膜也許可以救命，但也會有相應的併發症。」

在這種情況下，家屬往往很難做出明智決定，他們往往高度依賴醫師，希望醫師能夠告訴他們該怎麼做。歐騰的父母已經到了梅西醫院，同意莫瑞醫師的建議。

很快，莫瑞將一根粗大針頭插入歐騰的腹股溝血管中，可以將她的血液從體內引出並送入機器清洗（去除二氧化碳）然後注入氧氣。另一根針頭插入頸部血管，血液從此處回流到體內。就在莫瑞醫師幫歐騰實施葉克膜治療後，歐騰的心臟也出現異常，莫瑞和他的團隊（包括護士和醫師）開始連續進行胸外心臟按壓，並注射一針腎上腺素來幫助歐騰恢復心跳。然而效果並不顯著，於是注射更高劑量的腎上腺素。歐騰的心臟功能只剩下原本的一〇％，已無法再輸送血液至全身。歐騰的狀況似乎已經無力回天。

即使一開始歐騰的流感快篩檢驗呈現陰性，但莫瑞醫師決定用更精密的方法再度檢測一遍。這次發現歐騰感染H1N1流感病毒，和二〇〇九年爆發的豬流感病毒一樣。在幾個小時內，病毒就摧毀了她的雙肺，現在正在攻擊她的心肌。原本替代她雙肺功能的葉克膜也不足以維持她的生命了，如今還需要擔負她衰竭的心臟的工作。爲實現這個目的，這臺機器需要重新插管❷，這就需要將歐騰轉移至四個街區外的匹茲堡大學長老會醫院，那裡的心臟外科醫師可以做這個手術。莫瑞在救護車後車廂裡陪護著歐騰，小心監視著可攜式葉克膜設備。歐騰被直接送進手術室。外科醫師用鋸子鋸開她的胸骨，在右心房（心臟的四個腔室之一）上插入導管，另一根導管直接插入動脈，然後胸骨重新縫合。她的胸部留下一條長長的垂直傷口，兩個粗管子從傷口內延伸出來，將歐騰與人工心肺機連接起來。這是最後的辦法了，莫瑞醫師已經無法提供更好的設備、更好的治療方法或更勇敢的方案。她要不被救活，否則就宣判死亡。

歐騰的父母和牧師一起坐在病房旁的家屬室裡等待。牧師說，他看到兩位天使，所以一切都會好轉。

牧師說對了，歐騰的心臟在幾天後恢復正常。抗生素遏制了繼發性細菌性肺炎，血壓也沒再出現驟降。二〇一四年一月十日，醫師爲她撤去葉克膜，雖然她還是無法說話且需要連接呼吸器。一周後她的狀況進一步改善，可以撤去心胸外科的重症監護設備。二月十三日，她從長老會醫院出院，轉到家附近的一家療養中心靜養。她戰勝流感，但仍有一場硬仗要打。在重症加護病房裡待久了，患者的身體常常會變得嚴重虛弱。在療養中心，歐騰不得不再次學習如何走路、爬樓梯，並進行一系列她過去認爲理所應當又輕而易舉的日常行爲。經過兩周嚴格訓練，她離開療養中心返回家中。二〇一四年秋天，在她感染流感之後的九個月，歐騰才最終重返工作崗位。她的醫療

❷：即由原來的股靜脈引出、頸靜脈注入的靜脈——靜脈插管，變爲股靜脈引出、頸動脈注入的靜脈——動脈插管，或開胸手術後從左或右心房引出、注入動脈的動脈——動脈插管。——譯註

費用將近二百萬美元，但幸運的是她有健全的醫療保險，只需支付十八美元。

她的頸部和胸部都留下傷疤。針刺入腹股溝靜脈造成的神經損傷，使她到現在無法彎曲左側踝關節，左腿有時也會麻木。但是，她的存活和康復是現代醫學的勝利。她被救了回來，因爲她靠近一家有能力爲她提供當今最先進治療措施的醫療機構。

如果歐騰身處一九一八年的流感大流行——有歷史紀錄以來最嚴重的一次流感大流行，她的命運將截然不同。那時最好的藥物就是阿斯匹靈，但當時這種藥剛發明，且常被誤用而因此致命。由於絕望和無知，所以出現大量稀奇古怪的治療法，從野蠻的放血療法到毒氣治療。據估計，那次流感大流行期間，全球有五千萬到一億人喪生。在美國，死亡人數達到六十七萬五千，是第一次世界大戰期間死亡人數的十倍。第一次世界大戰結束時，正是流感爆發達到頂峰之時。

流感是我們在某些時期都曾經歷過的體驗：冬季的咳嗽、發熱、身體疼痛和發冷，持續三四天，然後就消失了。身爲一名急診醫師或一名患者，我既有躺在床上的經歷，也有站在床邊的經歷。我身爲一名病人到訪急診室的一次，也是唯一一次，就是因爲患上非常嚴重的流感。我發高燒並開始神智不清，虛弱到無法喝水也無法下床，身體開始脫水。但即便是現代醫學——可以把我從相對較輕的感染中救回來，也可以把歐騰從死亡邊緣挽救回來——也不是萬能的。流感，仍然是連環殺手。

我們都滿懷期待，希望看到癌症的治癒、心臟病的根除。我自然也有這個願望，但身爲一名急診醫師，我有個更樸實的願望：治癒流感。我們常會聳聳肩，把流感僅當成一次嚴重感冒，但是在美國，每年會有三萬六千至五萬人因流感而喪生，這是一個讓人震驚和絕望的數字。但還有更壞的消息，如果像一九一八年流感大流行時那麼厲害的流感病毒株，在今日的美國傳播，將會造成超過二百萬人死亡❸，沒有其他能夠想得到的自然災害可以匹敵，而且流感不是做好預防工作就不會到來的。二〇一八年初，報紙就曾警告當年的流感是近十年來最厲害的，美國各地不斷傳出許多年輕、健康的人死於流感。有幾家醫院因流感病人不斷湧入變得擁擠不堪，醫院不得不搭起分診帳篷或把病人送走。

流感不像癌症一樣是「疾病之皇」，但卻可以發生在所有國家。從文明出現曙光至今，流感就一直伴隨著我們，折磨著全球每一個人類文明和社會。

---

❸：對美國死亡人數的預估，是基於一億三百萬人中死亡六十七萬五千人，今天美國約有三億二千二百萬人。

一九一八年以來，我們對流感的幾次大流行都有過近距離接觸。一九九七年香港爆發的禽流感沒有使太多人喪生，但這只是因爲一百五十萬隻感染雞隻在把病毒傳出去前就被全部宰殺。二〇〇三年SARS（嚴重急性呼吸道症候群）爆發，至少感染八千人，其中將近一〇％的人因此死亡。最近我們又遇到MERS（中東呼吸症候群），在二〇一二年至二〇一五年間有一千四百人受到感染，這種疾病藉由被感染的單峰駱駝進入人群（在此提出一個免費醫療建議：飲用駱駝奶前，確保已做過消毒）。這些病毒性疾病都起源於動物宿主（目前認爲）[4]，然後以某種方式傳播進入人群——這也是一九一八年的情形（目前我們是這麼認爲的）。我們不知道下一次病毒大流行會在何時何地發生，但可以確信一定會發生。毋庸置疑的是，如果不早做準備，我們將會面臨頗爲艱難的局面。

一九一八年的大流行迄今已經超過一百年，我們已從流感身上學到許多。我們已經知道其基因碼，如何變異，如何使我們生病，但仍然沒有掌握有效的對抗方法。我們擁有的抗病毒藥物用處不大，流感疫苗的保護力也有限。在運氣比較好的年分裡，疫苗的有效率只有一半；二〇一八年的有效率數值更低，疫苗只對大約三分之一的接種者產生效果。

僅僅過了一個世紀，就讓人們忘了那場全球性的公共衛生危機，那是有史以來奪走最多人性命的疾病。這段期間，我們了解和掌握的知識，足以讓人們心生敬畏與激勵，但可能還不足以讓我們有能力阻止下一場全球大流行的發生。正是由於流感病毒的神祕、變異和傳播能力，流感可說是全人類最危險的敵人。回顧一九一八年的那場大感染，或許我們能從中學到一些對抗的辦法。

❹：SARS可能是從果子狸群體中開始流行的。這種動物在中國可被食用。給讀者一個建議：下次在中國的時候遠離狸貓類食物。

Chapter 1

灌腸、放血和威士忌：治療流感

Enemas, Bloodletting, and Whiskey: Treating the Flu

當我還是個孩子的時候，總是期待母親在周五晚上可以為我燉雞湯。時至今日，我還記得在倫敦長大的情形，以及倫敦那漫長多雨的冬夜。幾個世紀以來，雞湯被認為是治療咳嗽、感冒、發燒、寒顫（這些都是流感症狀）的偏方。媽媽總是提醒我要把湯喝完，這樣整個冬天就不會生病了，雞湯是我們可以想得到的最鮮美的預防性藥物。

多年後，我在倫敦一所醫學院看到一項研究，說雞湯可能眞的有用。這篇文章發表於一九七八年的《胸科學》（*Chest*）雜誌上，文章標題就像雞湯那樣厲害：〈飲用熱水、冷水和雞湯對鼻腔黏液流速和鼻腔氣流阻力的影響〉。

在此項研究中，肺病專家讓健康的志願者選擇喝熱水、冷水，或熱雞湯，繼而檢測鼻腔阻塞程度的變化，或者就像論文標題所說的，評估流經鼻腔的黏液或氣體的速度。研究者總結，熱水有助疏通堵塞的鼻子，雞湯含有「一種額外的物質」可以使通暢程度更好。沒人能夠說得清到底是什麼祕密成分，但研究者推測雞湯發揮恢復作用的關鍵，在蔬菜和雞肉的營養搭配。

內布拉斯加大學醫學中心的史蒂芬·倫納德（Stephen Rennard）博士已經研究雞湯十幾年了，在二〇〇〇年，他發現妻子的立陶宛祖母傳下來的食譜，可以藉由抑制因感染而產生的某種白血球活動，從而減輕上呼吸道感冒症狀，這意味著雞湯是一種抗炎症的食物。「可以確信無疑的是，一百年後我所做的其他事都可能被人遺忘，因爲會變得和人們的生活無關，會過時，」倫納德博士在YouTube上一則妻子在家中廚房做菜的影片裡說道，「但關於雞湯的論文可能仍然會被引用。」雞湯的功效不僅醫師說好，味道更是奶奶也掛保證。

有時候，古老的經驗會帶來臨床上的成功，對於其他曾被用於治療流感的方案或藥物，我也希望如此。灌腸療法、水銀療法、樹皮療法、放血療法等，都是些想不到且讓人反胃噁心的方法，還好我們不是出生在二十世紀初。今天，合格的醫師不會提供這些方法，但在一百年前卻是當時最先進的方法。也許比上述方法的野蠻粗魯更讓人震驚的是，二十一世紀我們自認爲最先進的方法，也未必比那時的方法高明多少。

美國第一任總統喬治・華盛頓卸任後不到三年，就躺上了臨終病床。作爲最後一種挽救生命的方式，醫師們切開他的血管以阻止感染摧毀他的咽喉。華盛頓經歷四次放血，最後一次是在死前幾個小時。

「我要走了。」那時，華盛頓對他的祕書李爾（Tobias Lear）說。「他死於缺血和缺氧。」華盛頓的朋友兼家庭醫師威廉．桑頓（William Thornton）說，他甚至建議爲華盛頓輸羊血使其復活。

放血療法就是把人體的血液排掉，因此理論上來說毒素和疾病也會被排出體外，是兩千多年來主流的治療方法。在任何有用的藥物或治療方法出現前的時代，放血療法幾乎是當時的全部。這種方法至少可以追溯到西元前五世紀，而且在西元二世紀希臘醫師克勞迪亞斯．蓋倫（Claudius Galenus）❶的著作中也曾提及，蓋倫告訴學生們，這是一種可以治癒疾病的重要方法。放血療法常常在《塔木德》（一本記錄與猶太人法律和道德相關的辯論的著作，成書於西元六〇〇年左右）中被提及，在中世紀及其之前被廣泛地應用。現在全球最著名的醫學期刊之一《刺胳針》（*The Lancet*），就是以放血療法的主要工具命名的。

放血療法從未成功過，事實上極其危險，問問喬治．華盛頓就知道了。但是在二十世紀的頭幾十年裡，這種方法仍然被用於治療流感。而且不僅限於非主流的醫

❶：古羅馬時期最著名且最有影響力的醫學大師，被認爲是僅次希波克拉底（Hippocrates）的醫學權威。——譯註

師，甚至第一次世界大戰的前線軍醫也會推薦使用，這些醫師看到了另一個敵人——微生物病原——正在攻擊士兵們。而且，這些醫師還在重要的醫學期刊上撰寫他們放血的經歷，包括權威的《刺胳針》。

一九一六年十二月，三位英國醫師在法國北部服役，此時距離一九一八年流感大流行還有大約兩年時間，他們描述了一場席捲整個軍營並導致災難性後果的疾病。這就像流感病毒正在進行一場預演，準備下一步釋放更大的破壞力。醫師們將這次的疾病命名為「化膿性支氣管炎」（purulent bronchitis），起因是由流感桿菌引起，醫師們還描述他們如何努力治療一個可憐的患病士兵經過，但他們失敗了。

「迄今為止，」他們寫道，「我們已經無法找出任何對疾病的病程起作用的療法。」然後還寫道：「靜脈切開術（venesection，即放血療法的專業醫學術語）並未為這名患者帶來長期的助益，雖然可能是因為我們沒能早點有效地使用這種方法。」

如果只是快速瀏覽論文，很有可能就錯過這個資訊。英國醫師嘗試靜脈切開術，且這方法並未奏效，他們認為或許是因為試得太晚了。兩年後，在流感大流行的高峰期，其他幾位英國軍醫也報告了為病人放血的病例，只有這次，他們提出了成功的案例，至少在某些病例裡。

二十世紀時，並不僅有英國人還在堅持放血。一九一五年，紐約一名醫師海因里希・史騰（Heinrich Stern）出版了他的著作《放血療法的理論與實踐》（*Theory and Practice of Bloodletting*）。史騰反對將放血療法用於大多數疾病，但他確信這種方法對某些疾病有用。「我提倡有條件地使用這種古老的方法，」他寫道，「而且我覺得也沒必要重申我並不將其視爲萬靈藥的觀點。」

在將放血方法推薦爲流感的主流治療法的問題上，史騰是有點矛盾的，但就在差不多十年後，在美國頂級醫學期刊上醫師們仍支持用放血療法治療肺炎，而且他們深信——在沒有充分證據的情況下，當「我們更爲保守的方法失敗後」，放血療法會成功。

放血療法治流感最終在二十世紀退出歷史舞臺，但是其他野蠻又讓人生疑的方法，仍是醫療計畫的一部分。

一九一三年，一位名叫亞瑟・霍普柯克（Arthur Hopkirk）的醫師出版一本小書：《流感：歷史、自然、起因和治療》（*Influenza: Its History, Nature, Cause and Treatment*）。霍普柯克推薦一系列怪誕的流感治療方法[2]。對於發燒，這位醫師推薦「大清洗」，即瀉藥，換個好聽的名字叫「發泡氧化鎂」（effervescent magnesia）。流感重症患者需要效用更強的瀉藥，如甘汞（calomel），這是由氯化汞製成的。衆所周知，汞有劇毒。

霍普柯克在一九一四年推薦的療法裡確實包含一些有價值的建議，例如和有毒的汞瀉藥寫在一起的還有阿斯匹靈，是從柳樹的樹皮裡提取出來的物質（當然今天阿斯匹靈仍然廣爲使用，只不過我們可能用的是泰諾〔tylenol〕或布洛芬〔motrin〕）。即便這是個有價值的建議，還是過大於功，因爲別的醫師並不知道如何安全控制劑量。服用阿斯匹靈過量的症狀會先出現耳鳴，繼而出汗、脫水、呼吸急促。嚴重過量會導致體液湧入雙肺，和流感的眞實症狀酷似。體液繼而進入大腦，然後腦部水腫，導致意識混亂、昏迷、驚厥，甚至死亡。在西班牙大流感期間，人們並非都死於流感，也有些人死於阿斯匹靈過量。[3]

流感大流行期間，阿斯匹靈被廣泛使用，但許多醫師似乎並未注意到危險性。在印度德里，一些資深醫師擔心在孟買和清奈的資淺醫師正在錯誤地使用該藥物。同時在倫敦，一位在哈雷街（Harley Street，倫敦最著名的私人診所集中地）行醫的醫師正大肆鼓吹使用該藥物，他建議讓患者「服用阿斯匹靈，劑量是每小時二十格令[4]，持續十二小時，然後每兩小時給藥一次。」這是最大安全劑量的六倍，是極度瘋狂的阿斯匹靈劑量。

由於服用高度致毒劑量，可能許多人在流感大流行期間因阿斯匹靈而喪生，而不是流感。這是一個令人不安的想法，但或許可以解釋爲什麼有那麼多健康年輕人死去——這群人在今天看來不太可能被嚴重流感感染。

霍普柯克也建議肺炎患者服用「一茶匙複方安息香酊（Compound Benzoin Tincture）或一小撮桉樹葉」兌一品脫[5]水喝下。複方安息香酊，含有安息香，是從幾

❷：當然我可能有點太苛刻，因爲幾乎所有醫師在治病時（不管是何種臨床症狀）都會用同樣地方法，即瀉藥和催吐藥。

❸：一九一七年二月，阿斯匹靈生產廠商拜耳失去該藥物的專利，使得其他廠商可生產該藥物並進入市場，人們在不管是何種治療方案下都能夠很容易獲得大劑量的阿斯匹靈。一九一八年九月，美國衛生局局長表示，阿斯匹靈已經在國外成功使用於緩解各類疾病症狀。不過在隨後的一個月内，流感死亡人數出現高峰。

❹：格令是歷史上使用過的一種重量單位，一格令約等於〇・〇六四八公克，一般用於稱量藥物等。——譯註

❺：品脫，容量單位，英制一品脫等於〇・五六八三公升。——譯註

種不同樹皮裡提取出來的樹脂。我在急診室常用安息香，我會在包紮傷口前先在傷口周圍擦上安息香。安息香可以使包紮更牢固，但對治療流感沒任何作用。

就像同時代的許多醫師一樣，霍普柯克也用奎寧（quinine）治療流感。他寫道，「奎寧有一種成分不僅可抑制發熱，且對流感病毒本身也具一定的抗毒作用。」

奎寧來自南美的金雞納樹，當地人用來治療瘧疾，到十七世紀中葉被進口到歐洲，在當地以「耶穌會士之粉」之名（jesuit’s powder，以當時將其帶入義大利的宗教團體命名）爲人

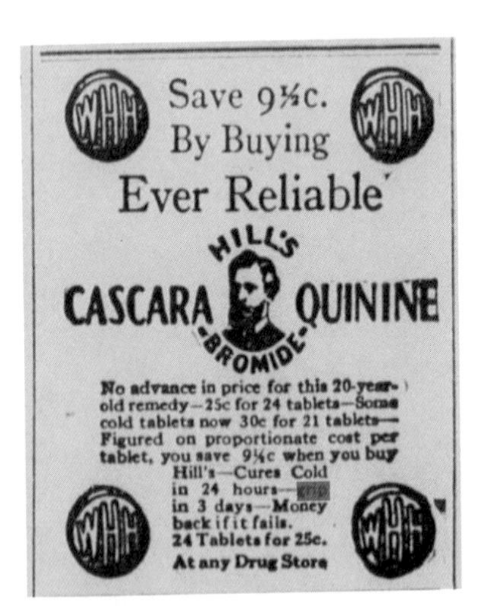

1910-20年代，在報紙上刊登的奎寧藥廣告。

圖片來源：佛蒙特州報紙數位化專案。

們所知。直到十年前，奎寧還是治療瘧疾的一線藥物，那又是怎麼被用於治療流感的呢？

其實答案很簡單。像流感一樣，瘧疾也會引起發熱，而奎寧可減少發熱頻率，降低其嚴重性。如果奎寧可以治癒與瘧疾相關的發熱，爲何不能將其用於治療所有發熱呢？所以奎寧就成了對抗流感的武器庫裡的標準化裝備。當大流感發生時，奎寧在英國、美國、歐洲大陸被廣泛使用。「格羅夫氏無味鎮靜奎寧水」（Grove's Tasteless Chill Tonic）是當時賣得最好的奎寧產品。身爲瘧疾的治療藥物，這個產品亦被推銷成治療流感的藥物，也讓愛德文．威利．格羅夫（Edwin Wiley Grove）在一八七〇年底時變得很富有。在全國各報紙廣告上，這種奎寧水宣稱可以使人體系統變得強壯，可用於治療感冒、痙攣和流感；還可以改善食欲、讓臉頰恢復紅光、淨化血液，變得充滿活力。而且還有額外的好處，格羅夫氏奎寧水不會使胃部不適或引起緊張或耳鳴。

但奎寧並不像阿斯匹靈那樣直接降低發熱，所以對於流感引起的發熱沒用。更糟糕的是，高劑量的奎寧還會引起視力問題，甚至致盲、耳鳴和心律不整。總之對於流感而言，奎寧是一種高危險性且毫無用處的藥物。

對於霍普柯克的可憐病人們，有毒的汞和樹的汁液還不是全部的倒楣事。對於噁心和嘔吐患者，這是流感的常見症狀，霍普柯克醫師還會給他們少量的香檳酒。「對於感染流感的病人而言，沒什麼比發出滋滋氣泡聲的香檳酒，更能喚醒他們的了。」霍普柯克寫道。

如果說這還有點道理，那也只能局限在當時那個時代。即使在一百年前，醫療界也頂多認爲霍普柯克的建議是奇怪的。一位爲《美國醫學會雜誌》工作的匿名評論員難掩蔑視地寫道[6]：

國外的醫師們，尤其是英國的，可能會將這麼一本書視作可以接受的或富有建設性的，但是對於廣大美國人而言，普通的教科書都能提供相同品質的有用資訊，而不會透過持續不斷地推薦無效藥物來介紹噁心的治療。讓我震驚的是，斯克里布納出版社（Scribner）居然同意出版這麼一本書。

確實讓人震驚。但是霍普柯克的療法並不像我們想像的那樣不同尋常，事實上這些方法似乎相當主流（即便在美國也不例外，所以這讓那位火暴脾氣的評論員非常惱怒）。

關於我們如何與流感鬥爭，我最喜歡講的例子之一就是一九三六年一位流感病人的護理紀錄，這份紀錄被保存下來，並在七十年後出版了。在三星期的治療裡，這個病人經歷一連串懲罰性的安慰劑治療：芥末石膏粉（一種家庭偏方，塗在皮膚上）、阿斯匹靈（治療發燒）、可待因（Codeine，治療咳嗽）、酚酞（一種會致癌的瀉藥）、其他咳嗽藥、樟腦油、七次灌腸（七次！）、直腸管（別問做什麼用）、加了碳酸鎂的牛奶（另一種瀉藥，求上帝快去幫他）、烏洛托品（Urotropine，一種尿道抗菌藥），以及安息香酊。這個病人至少服用五次處方劑量的威士忌酒和十四次蓖麻油。事實上，他的七次灌腸從醫學角度上是必需的，因爲他至少服用三十九次可待因，雖然抑制了咳嗽但也會引起便祕。

當時距離流感大流行已經過去近二十年，但仍有病人在接受修道士的香脂和蓖麻油治療。我們可以從霍普柯克一九一四年的書裡，和那位接受過度治療的可憐病人的

❻：我仍然無法確定評論員蔑視的是誰，英國人還是霍普柯克醫師？

護理紀錄裡總結出的是，醫師用了許多民間偏方對付流感，這些偏方往好的方面說是沒用，往壞的方面說就是反而會造成身體損傷。

有些藥方至少還是天然有機的：燃燒橘子皮、把洋蔥切成丁來薰屋子（滅菌）。許多醫師甚至自己調配藥液和藥物，並基於很難讓人信服的統計資料來推廣。在一九一九年二月，一位芝加哥的伯納德·馬婁伊（Bernard Maloy）醫師宣稱，他已經治療二百二十五名肺炎患者，無一人死亡。他的治療法是使用烏頭草和綠藜蘆這兩種植物配成的酊劑（tincture）[7]，劑量是十倍。我們現在已經無從得知每種成分的濃度，但烏頭草和綠藜蘆都是有毒植物（如你所料）。在一定劑量下會讓人感到噁心、嘔吐，和血壓急速下降，甚至可能致命。馬婁伊的混合物肯定經過小心配製，以防出現上述副作用。附帶一提，許多現代藥物在超過一定劑量時也會產生毒性。馬婁伊所宣稱的混合物可以百分之百預防或可能治癒肺炎，這也提醒了我們，他的病人是精心挑選的，那些患有嚴重流感或肺炎症狀的病例，被他排除在治療個案之外。

一九一八年流感大流行期間，有些人因絕望而決定鋌而走險，在沒有醫師指導下自己發明充滿危險的治療方法。當流感惡魔在英國西南部沿海小鎮上咆哮而過時，法爾茅斯的村民們並沒有把生病的孩子帶去醫院，而是帶去當地的煤氣廠吸煤氣，家長們認爲讓孩子接觸有毒氣體，可以減輕他們的症狀。

一位叫格雷戈爾（Captain A. Gregor）的公共衛生官員，藉由觀察法爾茅斯不同群體的流感患病率，研究這種觀點是否成立。在一個海軍巡邏隊基地，他注意到流感患病率爲四〇%。在當地一個駐紮了一千個連隊的陸軍軍營裡，患病率則是約前述數字的一半。在當地一個錫礦場，工人們暴露在硝酸毒氣中，流感感染率又是陸軍軍營的一半，約一一%。另一些錫礦場工人暴露在炸藥和黑火藥中，這些可以吸入毒氣的幸運兒的流感感染率更低，只有五%。

格雷戈爾在一九一九年的《英國醫學期刊》上總結，大衆主流認爲許多「腦子裡的感冒」（colds in the head）可以用煙氣來治癒，這個觀點有「一定的事實基礎」，此時流感大流行正在逐漸緩和。他不是唯一一位持這種觀點的人。另一位醫師報告說：「有充分證據說明，毒氣廠的工人們❽實際上對流感有免疫力。」令人感到欣慰的是，沒人眞的建議吸毒氣來預防流感，即使是那位很喜歡汞的霍普柯克醫師也沒這

---

❼：以酒精也就是乙醇爲溶劑，將植物、礦物、甚至動物透過長時間浸泡，最後所得到的濃縮精華。——編註

❽：由於某些原因，這種免疫並未延展到光子氣體（photon gas）工人，光子氣體在第一次世界大戰期間產生了非常恐怖的效果。

麼做。

格雷戈爾的發現是否眞和工人們暴露於毒氣之中有關，現在已無從知曉。氯氣（chlorine）確實可殺死禽流感病毒，或許也能殺滅煤氣廠工人們身邊漂浮著的流感病毒，但我們需要記住的是，在第一次世界大戰期間，氯氣也以最殘忍的方式，殺死許多士兵。

並非所有醫師都像大流行期間的江湖郎中那樣看病。詹姆斯．亨利克（James Herrick）是一名在芝加哥工作的醫師，在伊利諾的拉什醫學院接受醫學教育，在當時被公認爲最聰明的醫師。一九一〇年，他是第一個提出後來被稱爲「鐮刀形貧血症」（sickle cell disease）的人，儘管在當時他還無法解釋這種疾病的病因。兩年後，他發表一篇關於冠狀動脈疾病的重要論述，他認爲這些動脈可能被堵塞，但不會馬上致死，這和當時盛行的觀點截然不同。基於經驗，他成功描述出這些堵塞所帶來的臨床症狀，比心血管造影技術出現整整早了一世紀。他的這些成就奠定現代心臟病學的基礎。此外，他還發表關於肺炎、白血病和包括流感在內的其他一系列疾病的文章。

亨利克是最早向神水和民間偏方發起挑戰的人之一，這些東西確確實實讓流感病人受到傷害甚至喪命。亨利克經歷兩次流感大流行，分別是一八九〇年和一九一八年，他的訴求很簡單：醫師們不能把能用的藥都用上，在沒有證據顯示會起作用之前。

在一九一九年夏天寫下這篇文章需要很大勇氣，當時美國和世界其他地區正從史上最嚴重的流感大流行中恢復。亨利克寫到，大多數治療流感的醫師都是基於「膚淺的觀察和有限的經驗」進行治療，他們忽視一個事實，那就是疾病是有自限性的，即常能夠自我治癒。「所以許多結論都是很粗糙的，」亨利克寫道，「是透過臆測得出的，在這個過程中，樂觀的輕信取代了探索性的科學質疑。」

亨利克對各種粗製濫造的治療方案持懷疑態度，這些療法輕則會讓病人神智不清，重則會致死。打一針水銀？超高劑量的奎寧？他用一種特有的輕描淡寫語氣寫道，「對那些人來說，得出這些結論就是一種錯誤。」

亨利克說，讓我們試試更切合實際且真正有效的方法，而不是開些毫無作用的藥。例如隔離和戴口罩以防止傳染，讓病人多喝水以防止脫水等。還要多休息，要好好休息。他的治療方案恰恰代表保守派的主流意見。幾周的臥床休息、少量戶外活動、多呼吸新鮮空氣、保持安靜、多睡覺。

當然，亨利克也有其時代的局限性，所以我們也不必驚訝於他也贊成使用瀉藥，並堅持「在患病初期腸道必須徹底打開，且在任何時候都不可以讓腸道失去活力。」但讓我們對他這個觀點表示寬容吧，因爲他還得去關注其他超越時代局限的常識性知識：

在治療嚴重的自限性傳染病時，最難做到的事之一就是不要僅因爲確診就開藥。當想到流感可能造成的嚴重後果時，頭腦再冷靜的醫師，也會把自我約束置之腦後。在流感肆虐時期，半帶著歇斯底里的恐慌氣氛在人群中蔓延擴散，醫師過去養成的良好判斷力也會頓失方向。醫師會忘記其實大多數流感病人根本不需要用什麼藥物。本來就不該有什麼常規治療方案，規定某些藥物應該在某個時段使用，不管是否提供病人清楚的用藥指示。治療方案應爲患者帶來希望，根據患者症狀來確定，同時也是因人而異。

最後一句是金句。這句話應該印在全國每個醫學院的每個醫學生的腦海裡。等一等，看一看會發生什麼；針對病人的症狀用藥；想想病人，看看他的個人病例，進行個人化治療。

幸運的是，也有其他一些醫師認爲大多數流感治療都是不正確的。一九一八年十一月，一名醫師隨加拿大軍隊駐紮在英格蘭的布蘭肖特營區，對於大量用於流感治療的藥物，他寫道，「顯而易見，大部分都是徒勞無功。」

幾千年來的治療方法已經變了很多，尤其是近幾十年來，但從某種程度上說，病人並沒有變化。畢竟病毒的類型是一樣的，折磨古希臘人的病毒，也是把不幸的靈魂送到霍普柯克醫師面前的病毒，也是把你的配偶、孩子，或你自己打倒的病毒。那現在該怎麼辦？

當然，我的同事們至少不會爲你開一劑瀉藥，我也不會讓你去放血。但當你得知這麼多年來流感的治療方案並沒有太多長足進步時，你或許會感到驚訝。

下面是美國每年會發生三千一百萬次以上事件的一個典型總述。

時序是深秋，一個周五晚上，你開始覺得不舒服。你感到疲憊，不想吃東西。你的後背和大腿開始疼痛。然後你感到一陣寒顫，開始冒汗。你量了體溫，約攝氏三十九度。現在你眞正開始感到難受了。寒顫變得更厲害了。你的喉嚨開始覺得癢癢的，然後是疼痛。你開始打噴嚏。到周六早上，你開始流鼻涕、咳嗽，而且覺得全身酸疼。你得了流感。

對於這一常見場景，反應因人而異。你可能會待在家裡，服用泰諾或布洛芬，把體溫降下來並緩解疼痛。你也可能躺在床上，睡睡醒醒。如果你是幸運兒，或許會有人來照顧你，替你端水或熱飲。過了幾天，你終於不再發燒，體力也開始恢復。到了周一，你只好請病假，但終於可以把自己拖進淋浴間了。儘管沒有食欲，但你可以喝點湯。到了周二，你的燒退了，食欲也慢慢恢復。到周三你已經痊癒了，可以重回辦公室工作。

這是大多數健康的人得了流感後的表現。只是大多數，不是全部。有些人在開始有發燒或身體疼痛跡象時，會聯繫他們的主治醫師，醫師會告訴他們待在家裡多喝水，如果症狀沒有好轉就去掛急診。親自到他的診間，是你的醫師最後才會想讓你做的事，因爲這樣有可能把病毒傳染給他、他的員工，和其他病人。我在急診室裡診治過數以百計的流感病人，許多人還處在發病早期，甚至有些人的症狀還不明顯，而我能做的就是讓他們回家，並送上我媽常對我說的囑咐：多喝雞湯。

不過，有些病人得了流感卻會有生命危險。他們可能是老年人，或免疫系統受到愛滋病毒、化療，或類固醇藥物損害的人。有些人可能免疫系統是健全的，但不巧遇上某種特定流感的大爆發。有的人可能沒有喝下足夠的水，或由於嘔吐或腹瀉而不能留存充足水分。這些都是流感的重症病例，常常需要到急診室救治。大多數是開車或搭計程車前來，還有些是救護車送來。

不管你是以何種方式而來，到急診室後遇到的第一個人肯定都是護士。他們會快速詢問你的病史，然後測量你的脈搏、血壓和體溫，並把一根血流探頭放在你的指頭上檢測血中氧氣含量。如果這四項檢測（匯總起來就是你的「生命跡象」）高於或低於正常值，你會被要求戴上口罩遮住口鼻，坐在等候室，直到有空的床位。坐在那裡時，可能會看到其他三三兩兩戴著口罩的病人，穿著睡衣、肩上披著寬大衣服，也像你一樣等候著。病得最重的人先進急診室，如果你還站著，但別的病人已經虛弱到無法走路，他會被安排在你前面。

如果是特別嚴重的流感季，會有許多和你有一樣症狀的病人擠滿等候室。如果你在下午或傍晚到達，那是大多數急診室的高峰時段，你的候診時間會變長。如果你在城裡的急診室就診，那麼會比在郊區的急診室就診花費更長的候診時間。周五和周一常是一周裡最忙的時候，而假日和清晨的幾個小時人比較少[9]。假期後的第一天，急診室常極其忙碌。請記住，醫護人員在換班時可能動作最爲緩慢[10]。我把上述資訊都放在一起是爲了告訴你，如果你得了嚴重流感需要去看急診，那麼最好是在耶誕節假期的早上七點。別告訴他們是我說的。

一旦有了床位，你會被打很多針。一根靜脈針刺入你的血管，取出血液樣本。這些都是在醫師見到你之前完成的。當醫師來了以後，他會問你的病況：起始時間、症狀等。醫師有兩個目的：第一，要排除你沒有肺炎等需要抗生素或住院的嚴重疾病；第二，想要弄明白你是否需要其他干預措施，比如額外的靜脈注射。如果你確實患了流感而且不需要靜脈注射，那麼你只需要一些泰諾（在美國是一筆相當昂貴的醫藥費）就可以回家了。

那麼，醫師如何知道你是否眞的感染流感？我不得不承認，即使經歷五年醫學院教育、四年住院醫師培訓和幾千個小時的看診，我們在急診室的大多數醫師也只是憑直覺判斷。當然我們會問些重要問題來排除某些疾病，比如「你近期去過非洲嗎？」或者判斷你是否曾接觸過一氧化碳。最後一個問題很重要，一氧化碳中毒會引起酷似流感的症狀。流感高發期是在秋冬兩季，此時人們會用暖氣機和火爐，因此一氧化碳中毒常被誤診爲流感。

幾年前，一起悲劇式醫療事故索賠訴訟中，我以專家證人出庭作證。在這個案子裡，丈夫、妻子和兒子被發現死於費城家中，死因是一氧化碳中毒。後來發現這位妻子曾去當地急診室就診，症狀是頭痛、噁心和嘔吐。她去了兩次，但兩次都沒有考慮到一氧化碳中毒的可能；相反地，她的症狀被認爲是流感引起的。陪審團最後裁定被

---

❾：這些觀察是基於我自己二十五年來在美國和國外多個急救中心的工作經歷。所幸的是，我的經歷似乎和已發表的資料高度匹配。我的前同事梅麗莎．麥卡錫（Melissa McCarthy）研究了一個大型市區教學醫院急診室接收的病人時間點持續超過一年時間。她發現，周一和周五最忙，並且早上較早的幾個小時是最悠閒的。

❿：大多數急診室有三班：早上七點到下午三點、下午三點到晚上十一點、晚上十一點到第二天早上七點。此外，對於一家特定的急診室而言，會有許多額外班次的重疊組合，這取決於病人到達的高峰時間。

告須支付近一百九十萬美元賠償款，補償死者損失。

一旦確診爲流感，醫師們就會開始討論治療方法。如果你有發燒，醫師會讓你用退燒藥。這是每個急診科醫師都會做的事，包括我。但事實上，我們最好問問是否眞的應該把流感引起的發熱降下來。

對於幾乎所有人而言，發熱從任何角度考慮都不是危險的，但會讓人難受，所以我們必須應對。有證據顯示發熱其實是有益的，原因很簡單：當身體發熱時，免疫系統能夠更有效抵抗感染。當白血球大量從骨髓中釋放出來時，能夠更有效和感染作戰。發熱還可提升另外一群叫「自然殺手細胞」（Natural killer cell）的血球細胞[11]，能夠提升巨噬細胞（macrophage）吞噬和摧毀入侵細胞的能力。

由於體溫略微升高時，身體能夠更有效地與感染鬥爭，那麼如果退燒，是否會爲病人帶來更糟的後果？來自加拿大麥克馬斯特大學的一個研究小組，對一大組人進行觀察，想看看那些服用退燒藥物的流感病人會發生什麼狀況。一旦他們覺得身體好些了，流感病人們就會下床，參加社交，同時也開始傳播病毒。從整個人口層面看，效應相當大。麥克馬斯特小組總結，常用藥物干預發熱的操作，會將流感傳播性增強至少一%。我知道這聽起來也沒什麼，但別忘了每年美國死於流感的人數高達四萬九千人[12]。如果把麥克馬斯特小組的預估代入這些流感數字中，每年美國差不多有五百人（或許其他地方有更多人），可以藉由在流感治療中避免使用退燒藥而被救回來。

在急診室，我也總會爲發熱的流感病人開藥，而且據我所知，每個急診科醫師都會這麼做。一部分是因爲我是這麼被訓練的，另一部分是因爲發熱讓人難受，而且同時這也是病人的期望。人們希望發熱能夠被舒緩。此時，向一個渴望渾身疼痛得到緩解的病人解釋麥克馬斯特的研究論文，就顯得費時費力了。

另一種我常提供給流感病人的治療方法是靜脈注射。對於脫水病人，這非常重要。經過一兩袋含有無菌水、鹽和一些電解質的靜脈注射後，病人常感到明顯好轉。

---

⑪：有一項關於發燒和免疫溫度調節的論述寫道：發燒所帶來的體溫升高是一種全身警報系統，可在外來病原體入侵時啟動免疫監控。

⑫：這是美國疾病管制與預防中心的估計，參見"Estimating Seasonal Influenza-Related Deaths in the United States."。

我見過無數流感病人被救護車送到急診室，虛弱到無法站立。一個小時後，打了兩次點滴，他們就能走出急診室自行回家了[13]。

驗血通常不是必要的，胸部X光檢查也只是讓病人受到不必要的輻射。這很重要，原因有二：一是因爲你可能就是那個來到急診室時流感症狀沒那麼嚴重，但希望醫師能讓你做血液檢測和X光的人；二是因爲如果你不是那個人，但你很難相信眞的有那種人，他們將這些檢測視爲一件理所當然的例行操作。把決定權交給醫師吧！不要自己提議要做血檢或X光。這些檢查除了增加帳單上的數字，毫無用處。我幾乎從不開這類檢查，但也有例外。一些病人就是看起來非常虛弱，極度脫水，或合併其他慢性病。有些人可能是老菸槍，還有些人可能已經得了肺炎，隨時有窒息的危險。當我用我的紅色聽診器聽他們的肺音時，我聽到劈啪聲和喘氣聲，對這些病人來說，肺部X光片是必須做的，因爲片子可以判斷是否得了肺炎。血液檢測將會發現有大量白血球，提醒有一系列感染。我能夠給予這些病人的首要步驟之一，就是讓他們吸純氧，將乾淨塑膠面罩置於他們的口鼻之上。在我們的肺裡有成千上萬個小囊泡，叫肺泡，氧氣通過肺泡進入我們的血流。在被流感和肺炎破壞的肺中，這些肺泡充滿體液和膿液，這意味著入血的氧氣減少，導致呼吸短促窘迫。含氧量高的血液是鮮紅的；

沒有氧氣的血液顏色會變暗。當氧氣水準變得相當低時，嘴唇和耳朵會變得暗沉，這被稱爲紫紺（Cyanosis），是病人病情嚴重的訊號，這也是一九一八年流感大流行時重症病例的共同特點之一。我用純氧來治療紫紺或低血氧症，這可以在幾分鐘內緩解病人的痛苦。

這些病重患者必須住院。他們需要接受抗生素治療，以對抗感染肺部的細菌。他們還需要打點滴，保持身體水分充足，也需要使用牆上延伸出來的塑膠管子吸純氧。大多數人只需在病房裡待幾天就可以改善，但如果肺部受損嚴重、擴散範圍很大，就需要轉移到重症加護病房了。在那裡，每個病人都有專門的護士看護，密切監視病情的每個變化。如果病情惡化，他們需要使用鎮靜劑，同時連接上一個可代替他們呼吸的機器。一根大約九英寸長、食指粗細的管子通過喉嚨沿著氣管滑進去；一端連著呼吸器，每運作一次，病人的胸部就會擴張收縮一次。然後我們能做的，只有等待。

⓭：靜脈注射是一種簡單的介入治療方式，廠商對一袋藥液的定價只要一美元，但醫院往往會有較高的加成。《紐約時報》曾做過調查顯示，有些人被要價七百八十七美元用於支付「點滴治療」。還有一個例子，某個病人被要求付九十一美元，支付一個醫院採購成本僅有〇．八六美元的藥液。如果你也把飯店的迷你吧臺當成某種意義上的敲詐，那你就可以理解這種情況。

如果一切順利，肺炎會緩解，流感引起的炎症也會慢慢好轉。幾天後就可以撤去呼吸管，鎮靜劑的量也慢慢降低。病人慢慢甦醒，對剛剛進行的激烈生死之戰一無所知。這是一切順利的結果，但有時肺炎太嚴重以至無法控制。首先肺功能會衰竭，然後是腎和肝。多重器官衰竭，最後流感又奪去一條生命。

我這麼說，並非出於一種病態，畢竟在每年感染流感的數百萬人中，只有不到一%的人會死亡。對於來到急診室的人來說，大多數人只是需要被醫師再次告知，時間是治癒流感所需要的一切。現在最大的迷思之一是，不管大小病都需要抗生素。如果你是一個得了普通流感的健康人，你不會需要抗生素，你的醫師也不該開給你。抗生素對病毒沒用，所以對流感也一點用也沒有。然而如果你有併發症且病毒性流感發展成細菌性肺炎，此時你當然應該使用抗生素。但是，我要再重複一遍，抗生素對流感病毒沒用。你會驚訝於竟然有這麼多明知是病毒感染的患者還堅持要抗生素，當我拒絕他們的要求時，他們會失望不滿。醫師需要對這問題負主要責任。有可信資料顯示，大約一半病毒感染患者（如流感）拿到完全沒用的抗生素。

放血、灌腸、香檳、毒氣、蓖麻油——簡直無法想像我們曾經將這些視爲治療流感的最主流方法。從另一方面來說，過去一百年裡，我們經歷漫長探索。儘管現代醫學顯示出長遠的進步，但治癒流感仍然是未解決的難題。我們仍然受到流感病毒威脅，擔心一九一八年大流行會捲土重來。爲了理解爲何流感治癒仍然無法實現，我們需要仔細了解病毒本身。

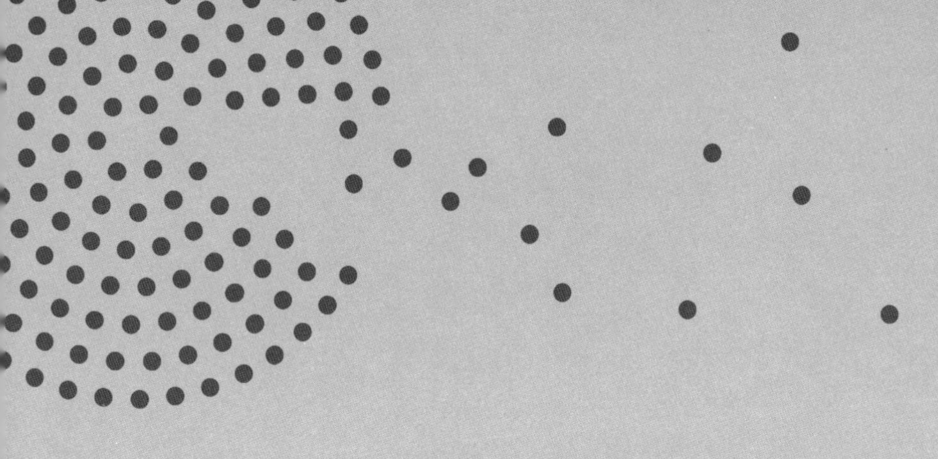

Chapter 2

快樂的咆哮：病毒的前世今生

The Jolly Rant: A History of the Virus

病毒早在人類誕生之前就已產生。病毒誕生的時間，比智慧生命、類人猿、黑猩猩、爬行動物，以及任何從黏液中所孕育的生命的誕生時間都要久遠。病毒無處不在，天生神祕，我們並不知道病毒是如何發展起來的，但我們知道它們已經存在數百萬年。病毒存在於生命的邊緣，挑戰我們對生物所下的定義。岩石不具備生命力，但細菌有生命力，病毒則介於兩者之間。

病毒好比是一系列不具備基本細胞結構的化學物質。病毒不能自行代謝或再生，爲了繁殖，它必須入侵活體細胞。病毒能夠感染細菌、植物、爬行動物、魚類、鳥類，以及哺乳動物。病毒與人類的進化密不可分，幾千年來，部分病毒已與人類的遺傳密碼合爲一體，隱蔽於人類DNA長鏈中的序列，就源自古代的病毒。祖先們的遺傳密碼與我們的遺傳密碼息息相關，病毒由此成爲人體無害的一部分。病毒的繁衍完全依靠人體細胞來獲取營養。

在發現當今被稱爲「病毒」（virus）的顆粒之前，「病毒」一詞就已經存在。這是一個拉丁詞語，意思是毒藥、毒液，或「有害氣味」。在中世紀，「病毒」與「毒素」同義，在拉丁文醫學文本的英文版本中，這個詞仍未經過翻譯。到了十八世紀，病毒一詞可用來指涉任何的傳染病。例如，英國醫師愛德華·詹納（Edward Jenner）

在發現預防天花的疫苗前，就用這個詞來描述天花產生的原因。在十九世紀，伴隨疾病細菌理論的迅速發展，「病毒」一詞依然被用來表示致病因子，或有無細菌感染。法國微生物學家路易・巴斯德（Louis Pasteur）將引起狂犬病的致病因子稱爲「le virus rabique」（狂犬病病毒）。如今，我們知道病毒屬於超微實體，其體積比細菌還要小二十倍。病毒的核心部分是遺傳物質，外面由蛋白質外殼覆蓋，它們僅能在活體細胞內繁殖。

正如「病毒」一詞在具備如今的意義之前已被人們使用了很久一樣，「流感」一詞誕生的時間，比目前人們使用的時間還要久遠。沒有人能夠確定英文詞語「influenza」是否最初用來描述目前被人們稱爲「流感」的這種疾病，但早在一五〇四年，這個詞語就已出現。該詞來自義大利語，意思是「影響」，這就證明其源自占星理論，人類曾經認爲流感是由恆星和行星的錯位造成的。

直到二十世紀，我們才確切地知道病毒到底是什麼，因此之前數千年來，人類一直爲這種看不見的力量所困擾，並爲此做了種種假設。撰寫了雅典與斯巴達兩大城市國家之間戰爭的《伯羅奔尼撒戰爭史》（*History Of The Peloponnesian War*）的古希臘歷史學家修昔底德（Thucydides），記錄了西元前四三〇年發生的一場長達三年的瘟疫。成千上萬難民湧入雅典尋求庇護，這座城市很快就人滿爲患，爲傳染病的爆發創造了最佳條件。修昔底德描述這種疾病最初的症狀是「頭部發熱和眼睛發紅，之後出現打噴嚏以及聲音嘶啞症狀，不久這些症狀演變爲胸腔劇烈的咳嗽。」

高燒嚴重時，患者們不得不跳入蓄水池爲自己降溫，而且他們還會藉由喝酒來緩解持續的口渴。修昔底德對患者的存活時間感到詫異，然而大多患者在一周內就殞命了。駐紮在雅典的一萬三千名士兵中，有三分之一人被這場流行病奪去生命。然而奇怪的是，在西元前四二七年的冬天，這場流行病出乎意料地結束了。

長久以來，這種疾病一直被視爲歷史謎團。常見的懷疑疾病有鼠疫和斑疹傷寒，其他理論上的原因還包括炭疽、傷寒和肺結核。這種疾病發病快、潛伏期短。那些生病之後康復的人——包括修昔底德本人，並沒有再患這種病。這種疾病一波接一波來襲，其產生的原因是人口大量聚集。一九八〇年代，研究人員將這類病症稱爲「修昔底德症候群」（thucydides syndrome）。研究人員還注意到，這種疾病的症狀具有流感大流行的特徵，同時伴隨繼發的細菌性感染。疾病的爆發與一九一八年的流感疫情有諸多共同特徵，包括造成很多人死亡的繼發感染。如果這個理論是正確的，修昔底德症候群就是流感的最早紀錄。由於死亡率極高，所以這種流感也極具致命性。

在修昔底德之後的一百年裡，希臘醫師希波克拉底（Hippocrates）描寫了一種聽起來像流感的疾病，這種疾病每年爆發一次。這種疾病的外觀與在北半球的秋冬季可見的昴宿星團（又稱「七姐妹星團」）相似。在這段時間裡，希波克拉底寫道，「許多人持續不斷地發燒。」病人發冷，經常出汗，並伴有咳嗽。

之後，直至中世紀晚期才有有關流感爆發的紀錄，此時天花和鼠疫是最令人恐懼的致命疾病。與這些大規模致命疾病相比，流感的影響力幾乎難以察覺。

幾個世紀後的一六七五年十一月，我的家鄉倫敦爆發了一場流感。

每周死亡人數從月初的四十二人增加到月中的一百三十人，而在十二月的第一周只有七人死亡。除了致死之外，這種疾病還有其他麻煩的症狀。教堂裡的教徒們因咳嗽得太厲害，以至於聽不到講道。有點諷刺意味的是，北方英格蘭人稱這種疾病是「快樂的咆哮」（jolly rant，現在該詞專指流感患者），因爲將受害者變成悲慘的噪音製造者。當然，這並不是什麼令人快樂的事。十七世紀著名的英國醫師湯瑪斯・席登漢（Thomas Sydenham）認爲，這些流行病與暴雨有關，是暴雨使人們的血液中布滿

「粗糙的含水顆粒」，因此放血和瀉藥被認爲是最佳治療方法。

為了區分「流行病」和「大流行病」，我們暫且不討論血液和排便這類話題。無論是過去還是現在，這些詞語都在交替地用來描述流感的爆發。二〇〇九年爆發的「豬流感」（Swine flu），恰恰是混淆兩個術語的典型例子。雖然兩者範圍和強度都有區別，但沒有人眞正認可其確切的含義。我們目前最常用的定義是，流行病是一種在地方爆發的嚴重疾病；而大流行性疾病是一種在全球爆發、從源頭快速傳播的致人病重之疾病。按這個標準來看，在十七、十八和十九三個世紀中，分別出現了三到五次流感大流行。其間一些流感大流行爆發的時間間隔達半個世紀，而其他則在幾年時間內相繼爆發。流感發生時序如此混雜的部分原因是：從流行和大流行病的角度來看，隨著季節更替，小規模的疾病可以預測，但是大規模的則無法。例如，繼一七三〇年的流感後，過了兩年又爆發一次流感。在幾乎一個世紀後的一八三一年和一八三三年，又連續爆發兩次流感。其他案例的爆發時間間隔也許相隔五十年左右。

由於流感是如此深不可測，因此需要很長時間，才能追蹤和識別出來。

爆發於十九世紀的一場特殊的大流行病與以往的不同，使人類在揭開這種疾病的神祕面紗方面向前邁進了一步。一八八九年冬季爆發的毀滅性疾病，不僅是現代第一次的流感大流行，也是第一次充分詳細記錄的流感大流行。據此，人們可以對其傳播和影響情況進行評估。這是四十多年來英國爆發的第一次流感大流行。這場疾病形勢嚴峻，一位名叫亨利．帕森斯（Henry Parsons）的醫師將該病上報議會，帕森斯指出這次爆發的疾病肯定是一場大流行病：整個歐洲都飽受病痛的折磨。然後，這種疾病傳播到美國。一八八九年十二月，在紐約出現首起病例；次年一月，波士頓、聖路易斯和紐奧良都有人因病死亡。在波士頓，四〇%的人患了病，超過四分之一的工人因病情過於嚴重而無法工作。過度擁擠和致命的「汙濁空氣」影響巨大。在這場大流行病中，富人和窮人都深受影響，但正如人們預料的那樣，在處於密閉空間相互接觸的人群中，患病率會更高。

帕森斯不知所措。他無法提供預防流感的方法，因為還有一個重要謎團，那就是病因。帕森斯向議會提交的報告表明，大流行病已經在俄羅斯爆發，然後向西蔓延。但這含有多少科學分析成分，又具有多少沙文主義成分？甚至有傳言說，這種大流行病是由從俄羅斯進口的燕麥傳播到英國的[1]，這些燕麥先是被馬吃掉，然後馬將疾病傳給了人。其他起源論包括腐爛的動物屍體、地震、火山爆發，以及從地球內部最深處排放到空氣中的「臭氣」；甚至有人認爲大流行病是由木星和土星共同引起的。

帕森斯提出一八八九年爆發的流感大流行的三種可能原因，首先是天氣。這就可以解釋爲什麼這麼多病例幾乎同時出現在整個歐洲和美國。可能的原因是空氣品質很差，或許大氣中攜帶一種能在半空中繁殖然後感染一些敏感人群的毒藥？帕森斯承認，他知道沒有任何藥劑能夠做到這一點，儘管他認爲這可能是由「非生命的顆粒物」引起的——這對病毒的描述非常準確。

第二種起源論是，流感會在人與人之間傳播。這就可以解釋爲什麼許多在家庭內接觸的人經常一起感染，以及在許多情況下，爲什麼可以確定單一家庭成員將疾病帶

[1]：帕森斯的著作《一八八九—九〇年流感大流行報告》引述一位法國教授的話，教授相信「流感是從俄國的土壤裡長出來的，而且這種疾病是悄無聲息，而非轟轟烈烈的。」帕森斯對這個說法表示懷疑，他提到，在俄國的情況和在歐洲其他地區出現的情況一樣：「如果這種情況可以證明俄國有流感滋生的土壤，那爲何別處沒有呢？」當我在寫這段話時，美國聯邦調查局（FBI），正在調查俄羅斯對於二〇一六年美國總統大選的影響，這相當具有諷刺意味。還有什麼事是不會怪到俄羅斯頭上的？

回家。在一次偵查工作中，帕森斯獲得英國大型鐵路系統工人的流感資料。感染率較高的是職員，儘管他們沒有暴露在外面的空氣中，但卻整天與許多人接觸——發動機駕駛員感染率較低，他們基本上與暴露在公開場合的群眾隔離。帕森斯確信人類的互相聯繫，是疾病傳播的罪魁禍首。

帕森斯的第三個理論是，在某種程度上，動物對疾病的傳播也起了一定作用，特別是馬、寵物狗、貓和籠養鳥。帕森斯再一次得出正確結論，這一點比其他人早了大約五十年。

在確定病毒的內涵之前，科學家已經對細菌有所了解。到十九世紀四〇年代，幾位歐洲科學家各自得出結論，酵母菌——發酵過程中的必需成分，是一種生物活體。這意味發酵過程不僅是一種化學過程，也是一種由微生物活動引起的生物過程。法國微生物學家路易．巴斯德研究了發酵依賴酵母，和其他因體形太小而無法用肉眼看到的生物的方式。人們往往以他的姓氏來命名加熱液體殺死細菌的過程（巴氏殺菌法）。巴斯德出生於一八二二年，在將其注意力轉移到位於法國北部邊境里爾市當地啤酒廠之前，他的研究領域是化學。他表示，發酵不僅需要活酵母菌，還需要一種額外的微生物，那就是他在顯微鏡下觀察到的細菌。

巴斯德的細菌發現，從總體上改變了生物學，特別是醫學的面貌，至少自亞里斯多德時代，哲學家和科學家們就一直認爲「自然發生理論」（spontaneous generation）解釋了任何數量的生物現象出現的原因。這也解釋了爲什麼蛆蟲會出現在腐臭的肉上，爲什麼有些植物可以在沒有種子的情況下發芽，爲什麼眞菌會在腐爛的水果上生長。但是在十九世紀五〇年代進行的一系列巧妙實驗中，巴斯德表示如果一個物體被適當消毒，就不會出現自然發生現象。到一八七七年，科學家們確定細菌會導致人們罹患傳染性疾病。這些微生物很快都被命名。炭疽病是由桿菌引起的，這是一種特殊類型的細菌。不久之後，科學家們發現了咽喉部感染、肺炎、痲風病等疾病的病原體。人們能夠識別越來越多的細菌，這種現象帶來意想不到的結果。在人們探尋細菌的熱情中，科學家們認爲微生物是導致許多疾病的元兇，而事實上絕非如此。這些細菌實際上是入侵弱化宿主的次生病原體，它們與疾病有關，但卻不是病源，這正是在確定流感病因時首次犯的錯誤。

一八九二年，兩名在柏林工作的微生物學家聲稱他們已經發現導致流感大流行的細菌，他們稱這種新細菌爲流感桿菌；其他人將這種桿菌以微生物學家理查·菲佛（Richard Pfeiffer）的名字命名爲「菲佛桿菌」（Pfeiffer's bacillus）。當然，他們錯了。這些流感患者身上肯定有細菌存在，但卻不是形成流感的原因。相反地，它們是一種繼發性病原體，該繼發性病原體會入侵人們的身體，而此時人們的免疫系統已被我們現在所知的病毒性流感所吞沒。細菌引起的流感並不比盤旋的禿鷹造成鹿的死亡要多，因爲狼才是鹿的主要死因。在一九一八年，美國爆發一場流感大流行，歷史學家阿爾弗雷德·克羅斯比（Alfred Crosby）將菲佛桿菌描述爲「一個指向錯誤的權威路標」。

今天，流感桿菌有了另一個名稱：流感嗜血桿菌（Haemophilus influenzae）。我曾多次開抗生素來治療這種令人討厭的細菌，但卻不明白爲什麼其名稱中含有「流感」這個詞。它是肺炎、腦膜炎、耳部感染，以及更多疾病的元兇，但絕不是流感形成的原因。當我對流感相關的混亂歷史有所了解之後，其用詞的不合理性就能說得通了。這個名字來自一個世紀前，而事實證明當時人們對流感的認知是錯誤的。

目前，我們已經發現這種病毒，但它具體是什麼樣子呢？是什麼引起普通感冒，讓人多痰、流涕，爲什麼有的卻演變爲具有致命性的伊波拉病毒（Ebola）？病毒是以什麼樣的方式進行傳播並折磨患者的呢？

進化使病毒有別於我們體內發現的細胞。細胞含有微小的特殊器官，而病毒沒有類似的東西。由於缺乏粒線體，所以病毒無法製造能量。病毒不含核糖體，所以不能構建蛋白質。病毒也缺乏輸出廢物和毒素的溶體。這種病毒只是一個包含一束基因的框架，這束基因僅僅是爲了複製它們自身而存在。雖然電腦病毒的設計目的是爲了讓筆記型電腦中毒並削弱或損害其功能，但大自然的病毒並沒有殺死細胞這個明確目的，唯一目的是劫持一個細胞並將其當成「影印機」。爲了做到這點，病毒可能會傷害或破壞宿主細胞，但這只是附帶損害，不是它們的首要目標。事實上，如果是過於致命的病毒，它們可以先把細胞當成製作病毒的範本，然後再殺死細胞。流感病毒、人類免疫缺乏病毒（ＨＩＶ）和伊波拉病毒的致命程度有所不同，但這些病毒採用的策略卻是相同的。它們入侵我們的細胞進行繁殖，然後再找到一個新的受害者入侵。

病毒可能會讓宿主身體虛弱甚至死亡，但這種情況也只是偶然發生。

我們現在已經認識兩千多種病毒，且數量還在不斷上升。大多數醫師只熟悉其中一些病毒。有一種皰疹病毒會致人患水痘（以及皰疹），而輪狀病毒會引起幼兒腹瀉。大約有一百種不同的鼻病毒，這類病毒會促使人們患普通感冒。還有像愛滋病病毒這樣會導致人們患愛滋病的反錄病毒（retroviruses）[2]。我們尤其對一個病毒家族感興趣，它們被取了個最笨拙的名字：「正黏液病毒」（orthomyxoviruses）。「Ortho」一詞在希臘語中的意思是「直的」，而「myxa」的意思是「黏液」。正黏液病毒家族含有流感病毒，實際上有三種流感病毒株，分別爲A、B和C三種，只有病毒株A和B明顯能致人患病，而致人患流感大流行的則是病毒株A。

流感是一種簡單到令人難以置信的病毒，形狀像一個空心球，內含八個病毒基因，由控制病毒功能的RNA（代替DNA）組成。

伸向周邊的是兩種重要的蛋白質，其形狀看起來像小小的穗狀花序或乾草叉。尖尖的蛋白質是血球凝集素（hemagglutinin）。在病毒被吸入肺部後，血球凝集素就會附著在細胞表面。現在病毒的一隻腳已經邁入門內，細胞被誘騙開始吸收病毒。一旦進入細胞，病毒膜就會溶解並釋放出八個基因，它們進入被入侵細胞的細胞核內，強占了正常的細胞，並指導細胞製造數百萬份的病毒顆粒。然後這些早期的顆粒上升回到細胞膜內，就像沸騰鍋中的氣泡一樣，這也是位於流感病毒表面上的第二個乾草叉狀蛋白質進入細胞的地方。由於在表面受到束縛，所以它們必須盡快擺脫束縛以入侵其他細胞。神經**胺酸酶**（neuraminidase），其功能是破壞細胞表面和病毒表面之間的紐帶。繁衍的病毒現在可以以咳嗽或打噴嚏的方式，自由地入侵另一名受害人。整個過程只需要幾個小時，這些病毒就會留在被破壞的呼吸細胞內，那正是流感症狀開始的時候。

在繁殖過程中，流感病毒可能採用兩種方式之一發生改變，並且由於這些變化，又產生新的病毒株。如果構建新病毒的指令中存在複製錯誤時，第一種情況就會發生。這些指令被存儲在八個病毒基因上，由遺傳密碼構築而成。當病毒繁殖時，該代碼被讀取並被複製數百萬次。但複製過程並不理想，因爲期間會發生閱讀或複製錯

❷：反錄病毒在宿主細胞內利用本身特有的反轉錄（reverse transcriptase）特性將它的遺傳物質（核糖核酸，RNA）反轉錄成去氧核糖核酸（DNA）後嵌入細胞核的DNA中，而稱爲病毒原（Provirus），之後再利用病毒原轉錄成RNA，製造蛋白質和其他病毒複製所需的物質。這不同於一般的病毒，直接利用自己的DNA轉錄成RNA來合成蛋白質。——編註

誤，因此後代病毒中的代碼可能與複製它的親代病毒的代碼有所不同。遺傳指令中的這些差異，導致病毒表面的蛋白質發生細微變化。由於人類的免疫系統學會透過其表面上的蛋白質來識別流感病毒，因此這些細微變化導致免疫系統無法識別流感病毒。這就是新病毒株的發展方式，以及我們可能多次感染流感的原因。從本質上而言，我們每次都會感染新的病毒。

要了解新病毒株可能產生的第二種方式，必須明白A型流感（influenza A）不僅存在人類身上，它會感染許多不同物種，比如豬、鳥和馬。有時，兩種或更多種不同的病毒株會入侵同一肺細胞。在肺細胞裡，來自各個病毒株的基因混合在一起並產生一種雜交病毒，該雜交病毒含有來自雙親的遺傳物質。哺乳動物的肺部會感染流感病毒，而鳥類身上的病毒則存在於腸道。受感染的鳥糞可能含有數十億禽流感病毒，每種病毒都可以與其他流感病毒株的遺傳物質混合在一起，包括那些感染人類的病毒的遺傳物質。如果禽流感病毒和哺乳動物的流感病毒同時入侵同一個細胞，它們的基因就會混合在一起，從而產生一種全新的流感病毒，這種新的流感病毒具有致命殺傷力。

這是一九一八年發生的事情，當時，鳥類對幾乎讓人類難以爲繼的流感病毒生成、傳播，起到一定推波助瀾作用。一九九七年在香港也發生過類似事件，一種新的禽流感病毒感染了密切接觸雞的人，被確認患有禽流感的十八名患者中，有六人因此喪生。只有直接接觸鳥類的人才會感染這種禽流感病毒，人與人之間並不相互傳播，但只需一個小小突變，病毒即可獲得這種能力，從而爲新的流感大流行做好鋪墊。

雖然在入侵細胞時，只需一個流感病毒就可以繁衍數百萬個後代，但實際上只有爲數不多的病毒具有繁殖能力。幾乎所有發生的遺傳變化都會致使病毒顆粒受損，使其喪失繁殖能力。但鑒於感染流感後會產生數百萬個病毒顆粒，即使成功率只有一%或二%，也會導致細胞中產生成千上萬的新型流感病毒，並感染其他患者。

人類的免疫系統不斷進化，已經具備預防和控制病毒、細菌，和其他外來病原體可能帶來感染的能力。第一道防線由被稱爲吞噬細胞（phagocyte）的細胞組成。吞噬細胞有點類似交警，總是在巡邏，它們檢測、包圍病原體，並將病原體拉入細胞內。在細胞內，病原體被消滅掉。吞噬細胞並不專門針對特定的細菌或病毒，吞噬細胞已經被編入人類的遺傳密碼中，以識別一般的病原體。人類生來就具有這種先天性的免疫力，並且吞噬細胞，無需事先接觸病原體就能夠搜索、識別並破壞病原體。

人類免疫系統的第二道防線是抗原呈現細胞（antigen-presenting cells），這類細胞以特定的病毒或細菌爲對象。這些細胞就像偵探，它們會描繪嫌犯。它們消化病原體並將其一些基本構成要素——例如蛋白質或受體，呈現給另一種被稱爲「輔助T細胞」（helper T cell）的免疫細胞。

然後這些T細胞大量增殖，並利用病原體概況來確定相應的敵人。即使是在第一次遭遇病原體多年後，T細胞也會記住宿敵並採取行動，這就是我們大多數人只患一次水痘的原因。我們與病毒的第一次遭遇就會產生T細胞，這些細胞會永遠保護人們的身體。

人體始終會抵禦新的入侵者，疫苗接種就是藉由向我們的免疫系統提供弱化或無害的病原體形式，使人體能夠在感染疾病之前製造抗體。免疫系統不在乎它是正常遭遇到病原體，還是病原體通過針頭以疫苗形式進入體內。無論哪種方式，免疫應答都是一樣的，以便下一次在身體遭遇病原體時，能夠更快更有效地對抗感染。如果先前我們的免疫系統未能識別抗原，我們仍可能產生針對抗原的抗體，但過程較緩慢，人們的病情越來越嚴重，時間也持續更長。在某些情況下，如果我們無法對病毒立即發起攻擊，可能會對人體帶來致命影響。

流感會對人體精密的防禦系統產生阻礙，因爲它常常變換形態。流感經常改變其表面的蛋白質，變得讓人體更難識別。設想一下，一個善於僞裝的罪犯很容易就消失在人群中。這些變化爲病毒提供隱身衣，使得現有抗體無法識別到它們的存在，這就是你可能在某一季節中不止一次罹患流感的原因：你的身體會產生針對第一種病毒的抗體，但卻會被它未能識別的第二種病毒感染。這種「抗原漂變」（antigenic drift），也是每年需要更新流感疫苗的原因。病毒不斷地變換外表，打個比方，病毒會戴著不同的面具。

除了抗原漂變外，流感病毒還會經歷更大的變化，即「抗原移變」（antigenic shift），這正是人類流感大流行的方式。在這種移變期間，病毒蛋白質呈現出一種全新結構。據說這種病毒很「新穎」。這些新型病毒，通常在動物和人類共用病毒並交換基因時出現，它們類似新的罪犯，不是偽裝的老罪犯，所以這種新型病毒更狡猾，更高產，也更致命。由於抗原轉移，產生致命的一九一八流感病毒，並於二〇〇九年爆發豬流感。

透過漂變、移變、共用基因，流感的變形速度比人體感知到的速度更快。在免疫系統開始產生針對一種病毒株抗體的過程中，不同的流感病毒株會生根並演變成致命病毒。流感病毒的發展，已經比我們的免疫防禦領先一步。

一九一八年的新病毒致使數千萬人丟了性命。關於這次流行病的第一份報告來自歐洲，當年六月分的一份醫療報告很短，而且大部分內容含糊不清，但卻對疫情爆發的位置進行詳細描述：

> 據報導，一九一八年五月二十八日，在西班牙瓦倫西亞地區出現一種性質不確定的疾病。報導稱這種疾病的特點是患者發高燒，但是持續的時間短，並且像是流行性感冒。西班牙的其他城市也發現許多類似瓦倫西亞報導的病例。

接下來的一個月，從歐洲戰爭的消息中，《紐約時報》注意到一種新的疾病，即

「西班牙流感」（Spanish influenza），「現在是整個德國前線的流行疾病……這種疾病妨礙進攻戰鬥的準備工作。」無一人具有免疫力，在一個月之內連德意志皇帝威廉二世本人也得了這種疾病[3]。就像訓練有素的軍隊一樣，流感似乎有自己的戰術戰略，但這種戰術戰略極爲隱密，不止一次襲擊所有戰線。而第一批深受其害的人是士兵，他們曾經期望進行一場別開生面的戰鬥。

[3]：《紐約時報》於一九一八年七月十九日的報導中，稱「德皇和皇后患有輕度西班牙流感」「德意志皇帝感染流感」。

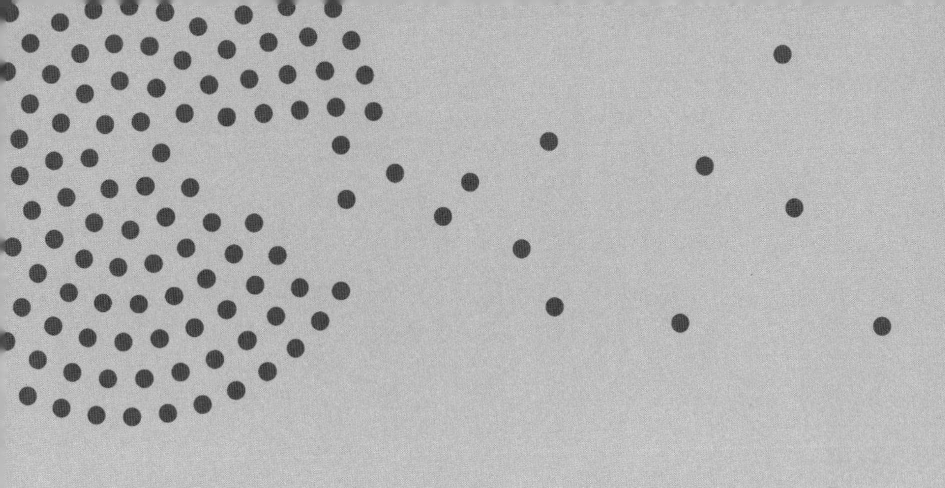

Chapter 3

來勢洶洶：一九一八年的西班牙流感

“Something Fierce”: The Spanish Flu of 1918

勞瑞．邁納（Loring Miner）博士是堪薩斯州農村的一名鄉村醫師，他的居住地離最近的醫院很遙遠，在當時難以想像會有現代的醫學機器。儘管他所生活的時代存在技術局限，但邁納博士在一九一八年的流行病中發揮至關重要的作用。

一九一八年，邁納有了「一間龐大的診療室」，他必須照顧在八百五十平方英里的平坦農田裡進行種植和收穫的一千七百二十名潛在患者。哈斯克爾郡是堪薩斯州西南部的一塊完整土地，位於威奇托市以西二百英里處。一九一八年一月和二月，當農民在家坐著時，邁納博士觀察數十例嚴重流感病例，或者他稱之爲「未確定性質的病症」。僅在一天內，就有十八人患病，且有三人死亡。在像哈斯克爾這樣人煙稀少的郡裡，這種現象太過引人注目，邁納博士寫了一份報告給衛生官員。我們尚不能確定這是不是第一份有關醫師警告流感爆發的紀錄，但哈斯克爾郡也許是一九一八年流感疫情在美國，乃至全世界的發源點。

東邊三百英里是美國陸軍的芬斯頓營區。來自營區的士兵在流感疫情高峰期探望了位於哈斯克爾郡的家人，並於一九一八年二月底回部隊。三月四日，芬斯頓營區第一名士兵患上流感。隨著士兵在芬斯頓營區及其他軍營和公共場所間自由行動，病毒呈波浪形向外擴展，首先蔓延到法國西北部城市布列斯特，該地是美國軍隊最主要的登陸點。這些事實，有力地支持了一九一八年全球流感疫情源於美國中心地帶的推論（但這只是一種推論）。

證據顯示可能還有另外兩個發源點。第一個是在法國，來自倫敦大學的病毒學家約翰·牛津（John Oxford）注意到，一九一六年位於法國北部埃塔普勒的英國軍營爆發一場流感。兩個月後在英國軍隊總部，位於英國奧爾德肖特的一個軍營中爆發幾乎同樣的流行病，其中四分之一患者因病死亡。醫師注意到這場流行病與法國爆發的流行病有諸多相似之處。兩年後牛津指出，在很短的時間內，有報導稱在相隔很遠的國家爆發流感疫情。一九一八年九月至十一月期間，挪威、西班牙、英國、塞內加爾、奈及利亞、南非、中國和印尼都受到疫情影響。當時國際航空旅行還沒有與世界接軌，那麼病毒是如何得以迅速傳播的呢？牛津推論認爲，肯定在很久之前，病毒已「根植於」這些地方，病毒也或許是由在一九一六年冬季第一次世界大戰高峰期間，返回歐洲的復員士兵傳播的。

一九一八年流感病毒究竟是源自法國的埃塔普勒營區還是其他地方，比如堪薩斯州？約翰·牛津從法國士兵與活豬、雞和鵝接觸的照片推測，認爲罪魁禍首是這些家禽，但這並不能證明就是病毒來源❶。也許病毒，是來自世界另一側的中國。

一九一八年六月，《紐約時報》報導稱「一種奇怪的類似流感的流行病，正席捲中國華北地區。」報導稱大約有二萬例新增病例。疫情爆發時間比歐洲和美國爆發疫情的時間早幾個月，但死亡人數卻減少了。由於之前接觸過類似的病毒，人們似乎有了一定的免疫力。一九一八流感的原種，已經在中國傳播好幾年，然後發展成全球流行病嗎❷？從中國到法國，肯定有病毒傳播的途徑。在戰爭期間，超過十四萬中國勞工被招募到法國，許多人駐紮在蒙特勒伊鎮附近——距英國軍隊的埃塔普勒營區❸約七英里。在全球範圍內，人類大規模的遷移對於活躍的病毒來說是好消息。

在一九一八年，隨著歐洲戰爭進入第四年，許多國家都對新聞報導進行審查，特

❶：約翰・牛津曾經論述病毒是否起源於中國的問題。他認爲這種可能性雖然不能排除，但「不太可能」。

❷：學者蕭特里奇（K. F. Shortridge）提出這樣一種可能性：「至少在中國南方，在最早的流行病學證據存在之前約五十年，人類可能感染一種類似H1的病毒。」

別是有關流行性疾病的報導。因爲封鎖許多有關戰爭的諸多壞消息，所以避免進一步焦慮的公民和士兵消沉。但整個戰爭期間，西班牙仍然是一個中立國家，因此其媒體可以自由報導新的流感疫情，這讓人們認爲邁納博士的「性質未確定的疾病」就是從那裡傳播的。雖然今天的科學家仍然在梳理病毒起源論，但至少所有人都同意一點：所謂的「西班牙流感」，最早爆發地肯定不是西班牙[4]。

那麼一九一八年的病毒是從哪裡開始的呢？是從哈斯克爾郡，法國，還是中國？知道這一點，可能有助防止將來爆發類似疾病，但我們仍然沒有弄明白病毒究竟是從哪裡開始的。每一種理論都有證據支持，但隨著一九一八年流行病逐漸淡出歷史，我們不太可能得出明確結論。這種變化、這種不確定性、這種神祕感，是流感反人類運動的特徵。

與病毒的起源和傳播路徑一樣重要的，是有關其破壞性的細節。世人尚未研發出治療流感的方法或對抗流感的抗生素，而且流感帶來的後果極爲嚴重且難以預測。這種病毒是如何傳播的，它具備什麼能力？從血腥的歐洲戰場上，人們可以找到這兩個問題的答案。

病毒發起了兩波攻擊。第一波攻擊開始於一九一八年春天，超過十一萬的美軍被部署到歐洲戰線上。自英國向德國和奧匈帝國宣戰以來，時間已經過去三年半。戰事席捲了整個歐洲。雖然威爾遜總統在一九一四年宣布美國會嚴格遵循「中立」政策，但隨著德國潛艇將目光瞄準美國船隻，這種局勢越來越難以維持。從一九一七年開始，美國陸軍將大批年輕人經由大西洋遣送到大型的、狹窄的營區，這些營區爲流感病毒的傳播造就了良好環境。至一九一八年夏天，這種擁擠不堪的局面極具致命性。流感已經發生變異，年輕人尤其具有患病風險。在巨大的病房裡，士兵們躺在一起，彼此觸手可及，隔開他們的只是一張懸掛著的床單。

這就解釋了爲什麼在感染率相同的情況下，入伍士兵的死亡人數遠遠高於平民。

---

❸：蕭特里奇援引林恩．麥克唐納（Lynn MacDonald）的觀點，稱埃塔普勒附近有中國工人。他的結論是「一九一八—一九一九年，在中國的許多地方普遍發生流感疫情，儘管當時的健康狀況普遍較差；但與此同時，流感疫情在世界其他地方並沒有那麼致命。基於這一發現，雖然牛津和其他學者持不同觀點，我們可以認爲一九一八—一九一九年年流感病毒起源於中國。」蕭特里奇對這一理論持肯定態度：「我相信流感病毒來源是中國南方，這符合該地區是大流行性流感疫情中心的假設，並且病毒隨著受經濟驅動的人口流動，擴散到廣東省以外。」

❹：但這一名稱已廣泛流傳。在關於一九一八年流感大流行的優秀歷史作品中，阿爾弗雷德．克羅斯比（Alfred Crosby）的《美國被遺忘的傳染病：一九一八年流感》書中，將此次疫情稱爲「西班牙流感」的次數至少有四十七次，儘管該書第二版於二〇〇三年發行。理查．科利爾（Richard Collier）於一九七四年出版的關於此次疫情的作品則更直截了當，書名是《西班牙女郎瘟疫》。

大多數生病的士兵被轉移到這些擁擠的病房，在那裡士兵們又繁殖了一種細菌，這種細菌能衍生致命的繼發性感染。這些病房非但不能讓患者恢復健康，反而成了繁衍疾病的大型培養皿。病毒不只在兵營和船上的醫務室傳播。在歐洲，成千上萬的人在家鄉、軍營、碼頭和戰爭前線之間來回穿梭。美國陸軍部每月向法國派遣二十萬人，到了夏天，在歐洲作戰的美國士兵就有一百多萬人。

我們不知道在流感來襲的第一波浪潮中，有多少平民患病接著死亡。當時沒有任何醫師需要報告有關流感情況。已成立的國家或地方衛生部門很少，而現存的機構往往管理不善。但是，透過查看軍方保存的統計資料，我們可以了解所發生的情況。從一九一八年三月開始，堪薩斯州芬斯頓軍營內的流感病例突然增加。在臥床休息並服用阿斯匹靈後的兩三天，大部分士兵都痊癒了，但有二百人感染肺炎，其中大約有六十人死亡。在一個擁有四萬二千人的龐大軍營中，這些數字並不足以引起軍醫注意。

歐洲情況更加糟糕。一名醫務人員注意到，他所在的軍隊內流感肆虐，導致士兵們無法行軍。到了春天，美國第一六八步兵團內，大約九〇%的士兵都患有流感。到一九一八年六月，流感已擴散到法國和英國士兵之間。返回英國的英國士兵中，患有流感的病例超過三萬一千人，比上個月增加六倍。報導稱在歐洲大陸，二十多萬英國士兵無法參戰。病毒繼續經由海路進行傳播。

八月分英國輪船抵岸後，其中二百多名船員罹患流感或患流感後康復。接著病毒襲擊了西非獅子山共和國的自由城，不到一周，病毒已經在陸地上蔓延；在九月底之前，約有三分之二的當地人口已經感染病毒，其中有三%的人死亡。在孟買、上海、紐西蘭都有相關疫情爆發的報導。

第一波疫情有些溫和。雖然有許多人患病，但這種疾病只持續兩三天，幾乎人人得以康復。像往常一

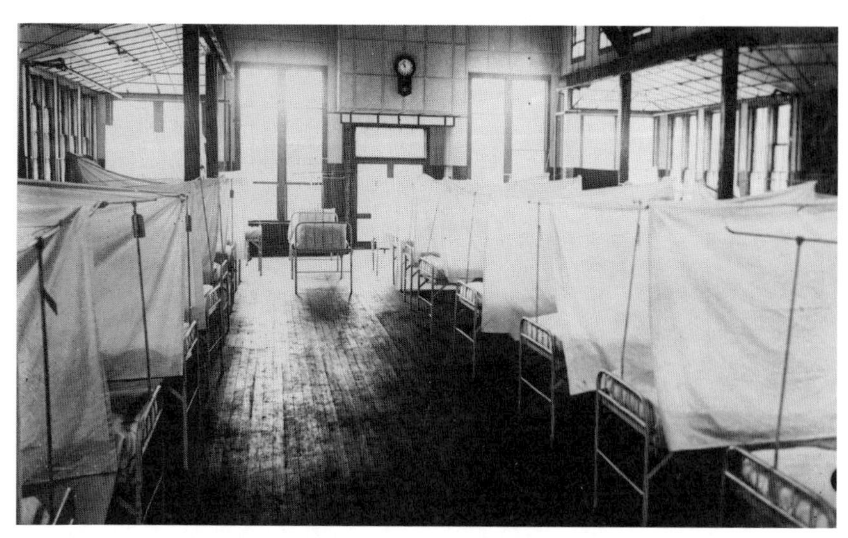

美國第16號綜合醫院的紅十字會內部景象，1918年康乃狄克州紐黑文市。

樣，那些感染病毒風險最大的人是較年幼的人和老年人，其死亡率遠高於一般人群。但是，檢查死亡紀錄的流行病學家注意到，在這兩個極端之間（幼年人和老年人），人們的死亡率增加了，年輕人和中年人死於流感的比率特別高。

繪製流感死亡人數與年齡關係的曲線圖時，我們常可看見一張U形圖：U形圖的一端代表年幼者，另一端代表年長者。在這兩個年齡段之間，死亡人數很少。一九一八年早期的流感死亡曲線圖形狀像個

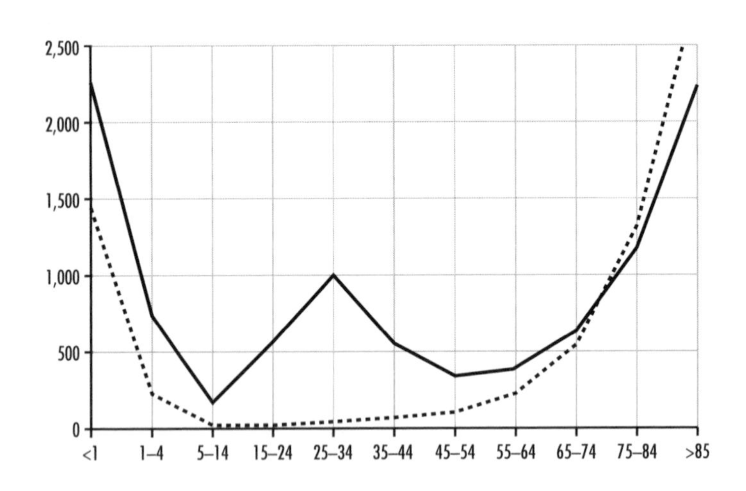

依據年齡段畫分的流感和肺炎的特定死亡率：包括1911–1915年大流行期間（虛線），和1918年的流行病年（實線）的死亡率。特定死亡率是指各個年齡段人口中，每10萬人的死亡率。

資料來源：〈流感大流行的威脅：我們做好準備好了嗎？〉，由史黛絲．諾布勒、愛麗森．麥克、阿德爾．馬哈茂德和史坦利．萊蒙編輯。《國家學術出版社》，2005，美國國家醫學院。

W，介於兩極年齡段的死亡率仍然很高，但代表年輕人和中年人的曲線還在飆升。受影響最嚴重的人群年齡在二十一歲至二十九歲之間，普通情況下這群人被認爲最不可能死於傳染病。這一現象很奇特，也令人震驚。

當歐洲大陸遭遇第一波流感襲擊時，流感在美國幾乎消失殆盡。隨著時間流逝，在歐洲感染流感的人數也在下降。到一九一八年七月，《新英格蘭醫學雜誌》稱流感已不再對人類構成威脅[5]。但在大西洋兩岸，最糟糕的情況卻即將來臨。

也許病毒已經變異成一種更致命的形式。也許是秋天拉近人們之間的距離，所以他們更容易相互感染病毒。無論如何，另一波流感開始了。

有關第二次流感浪潮最早的報導，來自波士頓以西約三十英里的德文斯營區。該

[5]：「流感的許多併發症和後遺症很少讓人記憶猶新。這表示我們現在已經擺脫流行病，或流感大流行。」這位匿名作者對過去的時光充滿眷戀，他寫道：「如果我們都可以回到童年時代，並再次充分認識到——出於害怕的原因——必須先用手帕蓋住嘴巴和鼻子才能咳嗽或打噴嚏，那麼我們將獲益良多，並會在很大程度上阻止流感的傳播！但這一要求如今似乎過於苛刻。」

營區能夠容納約三萬六千名士兵，而當時駐紮的士兵已超過四萬五千人。疫情始於九月八日左右，並迅速蔓延。

原本每天有九十名患者來到營區醫務室就醫，之後每天有五百名患者前來就醫，再然後每天有一千名男性罹患流感。醫務室很大，可以接待多達一千二百名患者，但很快醫務室空間就明顯不足了。最終收容了六千名流感患者，一張床挨著一張床，一排接著一排。

「我們吃飯、生活、睡覺、做夢都離不開病毒，更不用說每天有十六小時在吸入病毒，」一位年輕醫療勤務兵在標有一九一八年九月二十九日字樣的信中寫道[6]。他被分配到一間一百五十人的病房，而他的名字羅伊，就是我們可以識別他的全部材料。一間超級營房很快變成了太平間，穿著制服的死亡士兵被擺放成兩排。專門的列車有序地將死者運走。連續幾天都沒有棺材，羅伊寫道，堆積起來的屍體「讓人感到疾病的兇殘。」這位勤務兵目睹無數人的死亡，他描述了罹難者的遭遇。雖然這次疾病始於另一流感病例，但這次的感染迅速發展成「從未見過的最嚴重的一種肺炎。」營區每天約有一百人死亡，其中包括「無數的」護士和醫師。羅伊寫道：「疾病帶來的淒慘場景，比戰後法國的衰敗場景更加淒涼。」他目睹過破壞力巨大又混亂的一次大戰，但與疫情的破壞力相比，一次大戰的破壞力顯得有些遜色。

密西根大學醫學院著名醫師兼院長維克多．沃恩（Victor C. Vaughan），提供另外一位目擊者對德文斯營區大屠殺的描述。在他的回憶錄中，他記錄了縈繞在腦海的可怕場景，「我想清除並毀掉這些記憶，但這超出我的能力。」其中一則回憶錄與德文斯營區分院有關。他寫道：「我看到數百名身穿制服年輕、強壯的男子，按十人或更多人一組來到醫院病房。他們被安置在床上，直到每張床都睡滿了人，還有其他人擠進去。他們的臉上呈現青紫色；他們先是痛苦地咳嗽，然後咳出帶血的痰。早上，屍體像薪材一樣堆積在太平間周圍。」沃恩因自己無法治療瘟疫而感到慚愧。他總結道，「這種致命的流感，證明在破壞人類生命方面，人類的干預毫無成效。」

在疫情開始不到一個月後，德文斯營區的流感疫情已經導致一萬四千人患病，七百五十人死亡。流感也席捲其他軍事基地，比如紐澤西州迪克斯營區、堪薩斯州芬斯頓營區、加州和喬治亞州的營區。在紐約的厄普頓營區，將近五百名士兵死亡。流

❻：這封信與其他醫學論文，一起在位於底特律的一個箱子中被發現，而密西根大學流行病學系最終接收這些資料。

感於九月十二日由兩名軍人傳播到愛荷華州的道奇營區。六周後，該營區有一萬二千多名男子被感染，醫務室一度容納八千多名患者，是其最大容量的四倍。

每個營區爆發的疫情都遵循一種模式。首先，只有少數人患病，這些患者與普通流感季的患者沒有區別。接下來的幾天內，病例數字呈指數增長，會有數百人感染，有時甚至數千人。在三周內，醫務室人滿爲患，死亡人數不斷增加。五、六周後，瘟疫就像到來時一樣神祕地消失。一些患者患有肺炎，但沒有新增病例，生活會慢慢恢復正常。

由於軍方的需要而保存下來的紀錄，讓人們對軍營爆發的流感有了更多了解。但第二波流感沒有襲擊軍營，卻使美國各城鎮數萬人殞命。這一波流感的綜合實力更具挑戰性；儘管如此，當這波流感在一九一九年春末消退時，美國平民和軍人的死亡人數達到六十七萬五千人。龐大的死亡人數令人難以招架，疾病的傳播速度令人無法想像。幾乎每個城鎮都受到疾病衝擊。

一九一八年，費城人口超過一百七十萬。就像二十世紀初大多數發展中城市一樣，其居民大多居住在狹窄的公寓裡。

他們特別容易感染流感，因爲費城大多數醫師和護士都因戰事而留在國外，而隨著流感來襲，留在城鎮的少數醫療專業人員因爲勞累而身體瘦弱，他們沒有爲即將發生的事做好準備。

流感可能於一九一八年九月中旬傳播至費城，當時報紙報導稱該病毒從軍營向平民社區邁進。有傳言說是德國裝載細菌的潛艇導致疫情爆發，但事實並非如此，很可能是費城海軍造船廠促使疫情爆發。該船廠配備四萬五千名船員並發展爲美國最大海軍基地。

一九一八年九月七日，該基地接收了三百名從波士頓報到的水手，很可能其中一些人身上帶著流感病毒。兩周後，九百多名船員生病了，基地官員在講稿中寫道：「沒有什麼可擔心的。流感只不過是以新名稱僞裝的普通季節性細菌。」

但這種病毒即將在很大程度上向平民發起攻擊，而在病毒傳播方面，戰爭債券也在一定程度上起到推波助瀾作用。早在一九一八年四月，在紐約市舉行一場盛大的自由債券大遊行。電影明星道格拉斯．費爾班克斯（Douglas Fairbanks）向並肩站立的群衆致辭。憑藉其帥氣外表和迷人個性，他號召群衆購買債券以支持戰爭。五個月後，費城也加快敦促群衆購買債券的步伐。《費城詢問報》的一篇文章記載，該市計畫在九月二十八日星期六舉行第四次自由貸款活動，預計會有三千名戰士參加，「如果需要的話，還會邀請女性士兵參與該活動。」數百名工廠工人和軍官將一起參與這場活動，通常他們會鼓舞群衆一起歡唱。這一切都是在該市流感疫情肆虐期間進行的，有人擔心如此大規模聚會會促進流感蔓延，結果這層擔憂被人們愛國的熱情淹沒。

戰爭債券遊行活動本質上如同流感的行進樂隊。當大量群衆沿街觀看並不斷歡呼時，海軍來到百老匯街。「這是一場令人印象深刻的盛會，」《費城詢問報》稱，估計有十多萬人聚集在街道上。隨著人們拉長脖子以便看得更清楚，他們也順帶把流感病毒傳染給別人。自由債券大遊行活動實際上協助釋放了這種病毒。

輝煌的遊行剛過兩天，每天就有一百多人死於流感。在短期內，這些數字增長了六倍。衛生官員每天都宣布疾病已經過去，不料下一次又發布更嚴峻的統計資料。費城公共衛生部部長威廉．克魯森博士（William Krusen）下令關閉學校、教堂和劇院。

也許如果他禁止自由債券遊行，情況就不會變得那麼糟糕。各處張貼的布告提醒大家不要在街上隨地吐痰，僅一天時間內就有六十名隨地吐痰民眾遭逮捕，但這並沒有起多大作用。

由於生病人數過多，法院和市政辦公室關閉，其他公家機關因爲沒了員工而苦苦撐著。警局和消防局因人員減少而業務變得繁重。由於嚴重缺少員工，賓州貝爾電話公司宣布只能處理那些「爲疫情或戰爭所需」的電

Spanish Influenza
has endangered the prosecution
of the WAR in Europe.
There are 1500 cases in the Navy Yard
30 deaths have already resulted
SPITTING SPREADS SPANISH
INFLUENZA DONT SPIT

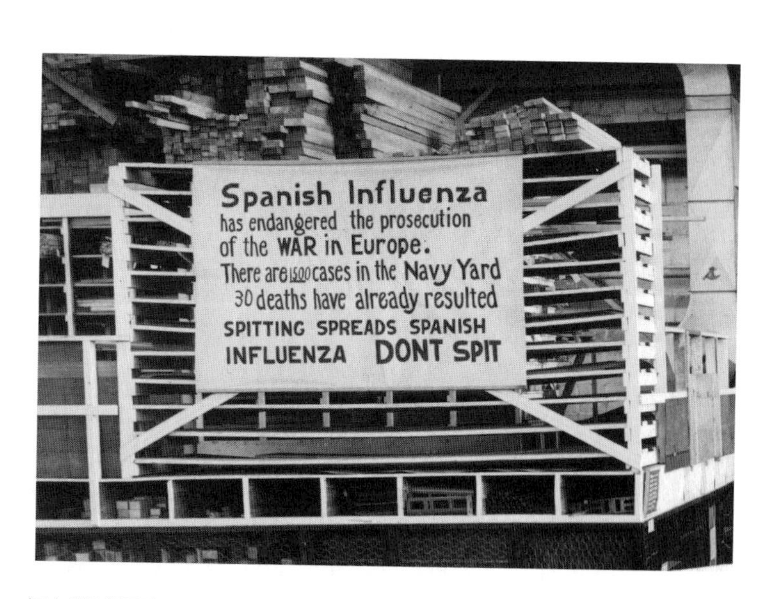

1918年在費城張貼的布告，布告上寫著：「西班牙大流感已經影響了歐洲戰場。海軍基地已經有1500起感染病例且造成其中30人死亡。吐痰會導致西班牙大流感傳播。請勿吐痰。」

資料來源：美國海軍檔案館

話。由於正規醫院超負荷運行，該市創辦一所緊急臨時醫院。一天之內，五百張床位都躺滿病人。克魯森呼籲人們保持冷靜，並敦促公眾不要因誇大報導而感到恐慌，但費城正遭受瘟疫蹂躪，又有誰能處變不驚？

該市唯一的公共太平間只能容納三十六具屍體，但這所太平間很快就堆了數百具屍體，大多數屍體只覆蓋著血跡斑斑的床單。每弄到一副棺材，就有十具屍體在等候，死屍散發的惡臭無處不在。當地木工放棄正常生意，開始專職做棺材。一些殯儀館的收費標準增加六〇〇％以上，導致該市將保費上限設爲「只有」二〇％。

在十月中旬，費城死亡人數達到頂峰，然後瘟疫幾乎與來臨時一樣突然消退。當然流感仍然存在，但流感死亡人數恢復至以往水準。這個城市慢慢回復成以往健康的模樣。

費城發生的疫情在美國和世界各地重演。在舊金山，流感在十月也達到頂峰，當月有一千多人死亡，幾乎是平常死亡人數的兩倍。流感向阿拉斯加的朱諾市傳播，該地試圖透過強制檢疫來阻止瘟疫蔓延。州長下令所有下船乘客必須接受碼頭醫師檢查，任何出現流感症狀的人都不許進入朱諾。然而，這些措施並沒有阻止攜帶病毒、但尚未出現流感症狀且看起來依然健康的人進入。幾天後，這些病毒載體離開西雅圖並停靠在朱諾碼頭，他們仍處在流感潛伏期內。當他們抵達碼頭時，由等待的醫師對其進行簡要體檢，如果醫師發現他們沒有流感徵兆，就允許進入朱諾。這是病毒潛入的最可能方式。從朱諾，病毒傳播到諾姆和巴羅，以及數十個居住在偏遠村莊的美洲原住民。與其他地方相比，流感在部落內的破壞性更加嚴峻。這些部落與其他人群處於自然分離狀態，因此缺乏流感抗體。在一九一八年大流

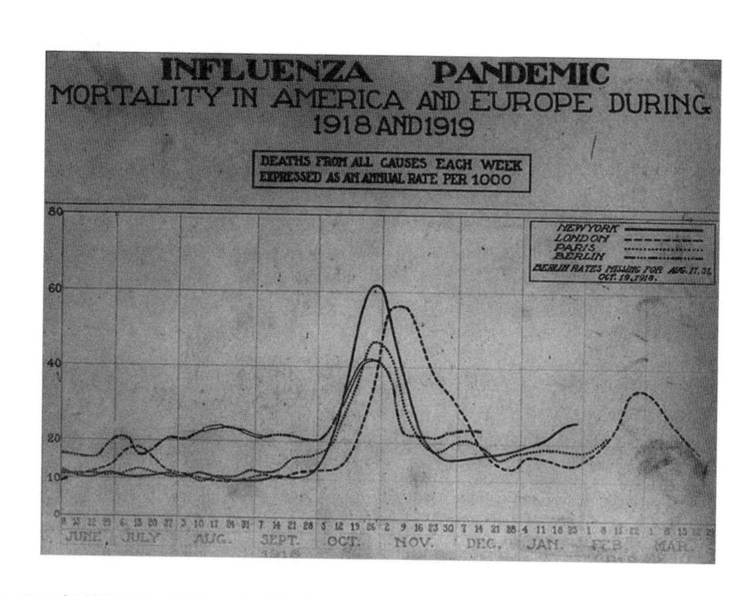

1918-1919年的紐約、倫敦、巴黎和柏林的流感死亡率歷史圖表。

資料來源：美國國防醫學院國家健康醫學博物館，華盛頓特區

行病爆發期間，位於阿拉斯加西部三百人居住的小鎮威爾士，有一半的人喪生。在有八十位居民的布雷維格米申市，只有八人倖免於難。

從長遠角度來看，這種發生在北極圈附近的恐怖事件有助對抗這種病毒。死者被埋在寒冷土地內，這個永凍層掩埋並保存死屍，使得八十年後的科學家們能夠提取一九一八年病毒的樣本，並首次確定其遺傳密碼。但是現在，這些屍體還埋伏以待，凍結於泥土與時光中。

美國現在正在打兩場戰爭。第一場戰爭是針對德國及其軍事盟友；第二場戰爭是針對流感病毒及其細菌盟友。借用一位歷史學家的話說，這是一場針對細菌和德國人的鬥爭。

隨著盟軍在西部戰線發動大規模進攻，流感襲擊了運送部隊到歐洲戰壕的船隻。在法國東北部的阿貢森林戰役中，流感奪走許多美國遠征軍人的性命。正如大戰幾乎籠罩歐洲每個國家一樣，流感也在整個歐洲大陸肆虐。在一個擁有一千名新兵的法軍基地中，有六百八十八人住院治療，四十九人死亡。巴黎關閉了學校，但劇院或餐館卻沒有停業。儘管有四千名巴黎人死亡，咖啡館仍舊開放。流感越過戰壕線，德軍也深受其害。「每天早上都必須聽取工作人員報告流感病例數量，以及如果英國人再次發動襲擊德軍有什麼劣勢的抱怨。這是一項使人痛苦的事。」當時一名德國指揮官寫道。

在英國，公眾選擇了「保持冷靜並繼續生活下去」的方式。我在倫敦出生長大，即使現在大部分時間我居住在英國以外的地方，我還是保有這種認知。面對逆境咬緊牙關，是我童年時就明白的道理。當祖母回憶起倫敦大轟炸期間從倫敦撤離的場面時，我曾在她臉上看到這樣的鎮定、沉著。我開始了解到這是上一代人面對西班牙流感時的反應。「保持冷靜並堅持下去」不僅是公共行爲的一種指示，也是英國文化DNA的一個重要組成部分。

起初，報紙幾乎不談及這種流行病；如果一定要談，報紙總會把這些報導放在內頁。英國政府和富有同情心的媒體默許且同意限制任何有關流感的討論，目的是避免削弱公眾士氣，因爲世界大戰已經進入第四年，人們業已厭倦戰爭。對事實進行如實報導和維持士氣之間的緊張關係，在傑．麥克奧斯卡（J. McOscar）博士寫的一封信中展露無遺，這封信被放在《英國醫學期刊》裡不顯眼的篇幅中。

「無論男人、女人或孩子，都有親人離世的慘痛經歷，我們現在經歷的黑暗日子還不夠多嗎？」他寫道，「如果在發布此類報告時能夠更謹慎一點，而不是盡可能大量蒐集讓人沮喪的消息來擾亂我們的生活，豈不是更好？一些編輯和記者似乎急需休假，他們越早去度假，對公共道德也就越好。」

具有諷刺意味的是，在這封信出現的同一期刊頭版上，有一份長達五頁有關流感的詳細報導，該報導強調了大流行病的破壞性。報導指出，英國和法國軍隊之中爆發災難性的流行病，該流行病橫掃整個軍隊，使軍隊喪失戰鬥力。

英國首席醫療官似乎也不願意打擾任何人的生活。他給的建議很簡單：戴上小口罩，吃得好點，喝半瓶葡萄酒。皇家醫師學院採取了類似方法，並宣布該病毒不再像往常那樣具致命性。

在這一連串事件中，英國人似乎相對冷漠。一九一八年十二月，隨著大流行病結束，《倫敦時報》評論：「自黑死病以來，沒有哪場瘟疫像這場一樣席捲全世界，也許從來沒有哪場瘟疫像這場一樣被人們處之泰然。」一九一八年初，《泰晤士報》醫學記者誇大其詞地描述這個民族，他們「高興地期待著」流行病的到來。歷史學家馬克·霍尼斯鮑姆（Mark Honigsbaum）認爲，英國政府故意鼓勵這種堅忍主義，努力培養國人蔑視在德國的軍事敵人，也同樣蔑視爆發的流感。但無論英國人對這一大流行病持何種態度，這場流行病所造成的傷亡人數非常龐大。當流行病消退時，超過四分之一的人已被感染，有二十二萬五千多人死亡。在當時的印度（屬於英國領土），流感更具有致命性，死亡率高於英帝國的一〇％，死亡人數是印度士兵的兩倍，一共有大約二千萬印度人因流感大流行而喪生。

接下來是澳洲、紐西蘭、西班牙、日本以及整個非洲國家。所有人都遭受苦難，人們對近乎世界末日的猜測感到無比恐懼：全世界共有五千萬至一億人因流感而死。在大規模死亡之後——當公衆關心「這場流行病是如何形成的？」和「總共多少人受害？」時，科學家們不禁要問：爲什麼？是病毒本身——超級變體的流感——還是有其他致使流感具有殺傷力的原因？我們已經找到讓這麼多人死亡的四種不同解釋，每種解釋都有一些證據支持，但沒有一種解釋完全令人信服。

第一種解釋是，病毒表面有一種蛋白質可以阻止干擾素（interferon）的產生。該干擾素向我們的免疫系統發出訊號，顯示防禦措施已被滲透。將氧氣轉移到血液中的健康肺細胞被病毒劫持並遭到其複製過程（replication process）的破壞。一旦這些健康肺細胞死亡，就會被無法輸送氧氣的暗淡纖維狀細胞所取代，它們就像在切割口部位形成的疤痕一樣，看起來與周圍的健康皮膚不同。一位來自南卡羅萊納州、名叫羅斯科・旺恩的美國陸軍士兵被屍檢，屍檢表明他的一個肺部有這種類型的肺炎。干擾素的破壞有可能使一九一八年的病毒，引發致命的病毒性肺炎。

其次，如果一九一八年的病毒本身不能致人死亡，那麼繼發性細菌性肺炎可能就會殺死人。大流行病患者的身體被削弱，他們的肺部已被破壞，患者會感染鏈球菌和葡萄球菌等細菌性感染。在抗生素尚未研發出來的年代，這種情況是致命的。我們現在認爲，一九一八年大流行中的大多數死亡患者是由於這些繼發感染引起的，而非流感病毒本身。南卡羅萊納州士兵的另一個肺提供這種感染的證據，他死於病毒的連續攻擊，以及伴隨其身體防禦系統崩潰而至的細菌感染。

對一九一八年流感殺傷力的第三個解釋是，流感病毒引發過度的免疫反應，這種反應開啓了對身體的自抗。假設你割傷手指，細菌入侵並感染傷口，由於血液流量增加，你的手指會腫脹、發紅、變熱，從而提供更多白血球來對抗細菌。爲了對抗這種感染，細胞激素（cytokine）會開始活動並進行調節，而這過程將是痛苦卻也無法避免的發炎。一旦克服這種感染，細胞就會停止產生細胞激素，且免疫系統會恢復到以往的警惕狀態。

許多一九一八年的流感患者都沒有恢復正常。他們的肺被「細胞激素風暴」（cytokine storm）所襲擊。在細胞激素的活躍期間，它們開始入侵並摧毀健康的細胞。當細胞激素風暴來襲時，免疫反應就會失控。細胞激素風暴啓動更多免疫細胞，免疫細胞釋放出更多細胞激素，細胞激素啓動更多免疫細胞，這種迴圈周而復始。大量液體從飽受戰爭蹂躪的人們的肺部湧出。肺部的健康氣囊結痂，呼吸變得越來越難。

目前還不清楚爲什麼這場風暴發生在一些患者身上，而其他患者卻沒有，或爲什麼在二十到四十歲之間的人口中更爲常見。傳染病專家稱這是該流行病最大的未解之謎，如果我們能夠解釋這個謎，或許就能保護自己不受另一種致命流感傷害。

第四個解釋，指向與流感傳播有關的環境。這是一種源於鳥類的新型病毒，在對人類構成威脅之前，病毒先在另一個宿主（可能是豬或馬）身上寄宿一段時間。當人們同時生活在一起——住在公寓或軍營裡，並且出現非尋常的大量流動時，病毒開始對人類健康構成威脅。因爲大戰使受感染的士兵們不斷轉戰歐洲及其他地區；工薪階層家庭通常都共用一個床鋪；士兵們並排睡在一張床上；且大多數人如果要到世界各地，都是利用郵輪的下等艙。如果沒有這些「人類攪拌碗」存在，無論流感病毒多致命，都不會如此迅速傳播。

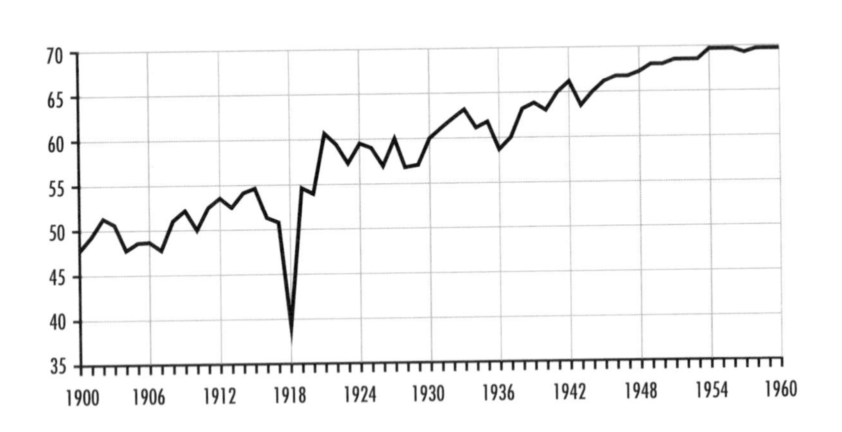

1900–1960年美國的平均壽命，呈現出1918年流感大流行的影響。

資料來源：美國國防醫學院

今天，流感死亡人數不到〇．一％，幾乎每個人都得以康復。在一九一八年的大流行中，大多數人都康復了，但死亡率卻比以往高出二十五倍。在美國許多人死於一九一八年的大流行病，當時人們的平均壽命從原來的五十一歲降至三十九歲。

一九一八年十二月，在流行病中期，一千名公共衛生官員聚集在芝加哥討論疫情，在爲時三個月內，瘟疫奪走四十萬人性命。有人已經預言，第二年會爆發更加致命的流感。與會者之一的喬治．普萊斯（George Price）博士在他的報告中描述了當時的狀況，如今讀來仍令人恐懼。

首先，醫師承認他們不知道流行病的原因。「我們不妨承認我們不認識這個病毒，並稱之爲『X』病毒，」普萊斯寫道，「因爲沒有一個更好的名字。」醫師們在患者的分泌物中發現幾種不同的微生物，但這幾種微生物是致病元兇，還是侵入已飽受疾病折磨身體的趁虛而入劫匪？（事實證明是後者）。

參加此次會議的與會者針對一些事項達成一致意見。傳播疾病的任何病毒均能從喉嚨、鼻子和嘴巴的飛濺物和黏液中發現。借助飛沫，病毒可以經由打噴嚏、咳嗽，以及從手到嘴的接觸進行傳播。因此一位醫師建議減少病毒傳播的唯一方法是，讓

「每個病人都穿著潛水夫服裝」。

醫師們也一致認爲，如果患者從流感中康復，就會出現一定程度的免疫力。許多四十多歲的人都倖免於難。當時的理論和現在一樣，即這些人群——那些在一八九八年經歷過嚴重流感流行的人，已經具備針對一九一八年傳染病的免疫力。

但該如何控制疾病呢？由於與會者普遍沒有信心，會上展開激烈討論。儘管已採取預防措施防治流感，但流感已經蔓延，然後又突然且意外地消失了。當時大量群衆佩戴面罩，但這並不能保證大家一定能夠得到保護。

許多衛生官員認爲他們提供了一種虛假的安全感。也許這是事實，但無論採取什麼安全措施，仍然有一定用途。芝加哥的衛生專員明確表示了這一點。「這是我們的責任，」他說，「要讓人們免於恐懼，憂慮比流行病更具殺傷力。就我的立場而言，如果這樣能幫助人們擺脫恐懼的話，我會樂於建議大家隨身帶個幸運符。」

官員試圖蒐集患者和死者的資料，但許多州仍舊沒有主動報告病例。疾病前線的醫師們忙到無法塡寫必要的檔案，很多患者在接受治療之前就已經死亡，因此幾乎無法估計死亡人數，或被感染後康復的人數。人們還沒來得及計算患者人數，病毒已奪走患者性命。沒有任何實際的數字系統，來描述這場怪異的瘟疫。

在十七世紀瘟疫期間，倫敦許多受疾病折磨的家庭，在前門上畫了一個大十字架，上面寫著「主啊，請保佑這家人。」這個十字架警告著人們，室內潛伏著疾病和死亡風險。類似事件發生在一九一八年，但以更具規範的方式，把「危險告示」張貼在前門。危險告示是警告健康的人遠離此地，但在許多社區，幾乎每個家庭門上都有此類標記。

在公共衛生方面，人們還做過一些努力，關閉了學校、劇院、商店，以減少公共場所的擁擠和混亂。這是一種迫使人們在休閒時間睡覺、儲存能量並避免感染的方法，但其實並不清楚這些封閉措施是否奏效。底特律關閉少量公共場所，只有相對小面積的地區遭受流感襲擊；而儘管費城制定更嚴厲的封閉政策，但並未有效阻止這場災難。紐約衛生局局長羅耶．科普蘭（Royal Copeland）改變了公共汽車和地鐵的時間表，以阻止乘車時人員過度擁擠。他在城市周圍安裝大型標誌提醒公眾不要吐痰，但他沒有關閉學校或劇院。他認爲，由於許多學童住在擁擠的廉租公寓，學童住在學校會更好，在學校他們可以學會如何保持健康。

普萊斯博士對一九一八年芝加哥會議的描述，以號召人們採取行動而結束。儘管存在很大的不確定性和絕望情緒，但他仍舊認爲，結束流感疫情的最佳方法是借助公共衛生政策。需要更有效地協調各個衛生機構，這些機構應像軍隊一樣置於統一指揮之下。爲了擊敗敵人，私人和社區機構需與各級市、州和聯邦共同努力。普萊斯知道他需要做出很多努力，而病毒不需要。流感的諸多症狀中，有一種症狀比發燒或呼吸短促更致命。那是一種無力感，這種感覺對密西根大學醫學院院長維克多．沃恩產生終身影響。在目睹這麼多人死亡之後，沃恩決心「再也不要鼓吹醫學院取得巨大成就，要虛心承認在這種情況下我們的無知。」

關於一九一八年流感大流行的歷史讀來令人沮喪，這就像看一部以前看過的恐怖電影一樣。你知道兇手是誰，但無法進入電影中的場景拯救受害者。然而，在大流行病期間和隨後的幾年中，出現了源源不斷的醫學發現，這使我們首次能夠對抗流感。

一些醫療專業人員非常渴望查明導致流感的原因，他們將自身生命置之度外。在一九一八至一九一九年冬天的流感疫情高峰期，約有三千萬名日本人生病，其中超過十七萬人死亡。儘管如此，一位名叫山之內的教授，設法找到五十二名主動充當人類實驗標的的醫師和護士。山之內教授從流感患者身上取了「痰液」，並將其放入這組志願者的鼻子和喉嚨中。有些人直接得到這種被汙染的液體，其他人則在該液體通過非常細密、可過濾掉所有細菌的過濾器後才得到。這兩群人很快就出現流感跡象，這導致日本研究人員斷言，已知的細菌不可能是造成流感的原因。此外，他們得出的結論是，這種疾病可以透過患者的鼻子或喉嚨來傳播，這是我們現在認為理所當然、但當時幾乎沒有認識到的流感特徵。

一直有研究人員願意把自己當作實驗標的，澳洲醫師巴里・馬歇爾（Barry Marshall）就是一例。他與別人共同發現導致胃潰瘍的細菌。為了證明這一點，馬歇爾本人同意喝含有細菌的汙泥，然後看看會發生什麼，結果他患了胃潰瘍並被授予諾貝爾獎。但是一九一八年的日本志願者的勇氣更加引人注目。他們周圍的流行病正在以前所未有的數量奪去患者性命，並且沒有已知的原因或治癒方法。然而，五十二名醫師和護士同意接種從感染者身上提取的分泌物，他們準備做出最後的犧牲。他們的勇敢和慷慨，幾乎令人難以置信。

日本人的發現很快就被證實了。一九二〇年，兩名美國研究人員還研發一種小型過濾器，可以去除流感患者洗鼻液中的所有已知細菌。然而，當把剩餘物質注射到活兔體內時，仍然能夠在活兔身上引起類似流感症狀。再次，他們得出結論：細菌不是流感的成因。不久，有報導稱其他疾病是由於過濾器太小而無法被濾掉的細菌而引起的。大流行的原因仍然是一個謎，但我們已經消除作為嫌疑物的細菌。

那麼通過那些細菌篩檢程式的人們得到什麼？當然是流感病毒。一九三三年，兩位英國科學家在倫敦北部一個實驗室工作著，該實驗室離我長大的地方只有幾英里。他們證實，通過從患者喉嚨裡提取的已過濾掉所有細菌的樣本，可以讓雪貂感染病毒（日本人的實驗結果證明，雪貂是為數不多會感染流感的哺乳動物之一，雪貂比豬更容易感染流感病毒）。英國科學家得出的結論是，「人類的流行性流感患者，主要是受到病毒感染。」❼在同一個十年內，人類取得另一個重大進步：他們發現可以培養流感病毒。流感病毒被注入到正在發育的雞胚胎羊水中，不料對於相當挑剔的病毒來說，這竟是一種理想的生長媒介。這是一項令人驚訝的重要發現，如果能夠種植病毒，也就可以蒐集病毒、殺死病毒，並將其注入到健康的人群體內，然後便得到疫苗。

最後，在一九三九年病毒學史上出現分水嶺。新發明的電子顯微鏡可對病毒進行拍攝。在歷史上我們第一次看到罪魁禍首的樣子。到了二十世紀四〇年代，科學家已經分離出兩株流感病毒（A株和B株），並開始檢測疫苗，其中一位科學家是約納斯．沙克（Jonas Salk），他後來研發了脊髓灰質炎疫苗。在法蘭西斯．克里克（Francis Crick）和詹姆斯．華森（James Watson）於一九五三年發現DNA之後不久，人們就確定了病毒的各種結構單元。然後，病毒學領域有能力研發識別病毒的工具和技術，並根據遺傳成分對其進行分類。

醫學是診斷、治療和治癒疾病的一門藝術，也是防止歷史重現的藝術。我們有從一九一八年的流行病中學到足夠知識嗎？已知的經驗教訓可以預防另一場災難嗎？我們現在知道遇到什麼病毒，但我們能否更有效地對抗這種病毒？

幾十年後，當下一次大流行病抵達香港時，世界再次受到疾病考驗。

---

❼：在這個階段，病毒的存在只是一種假設，實際上意味著一種微小的感染性顆粒，能夠通過可濾出細菌的過濾器。

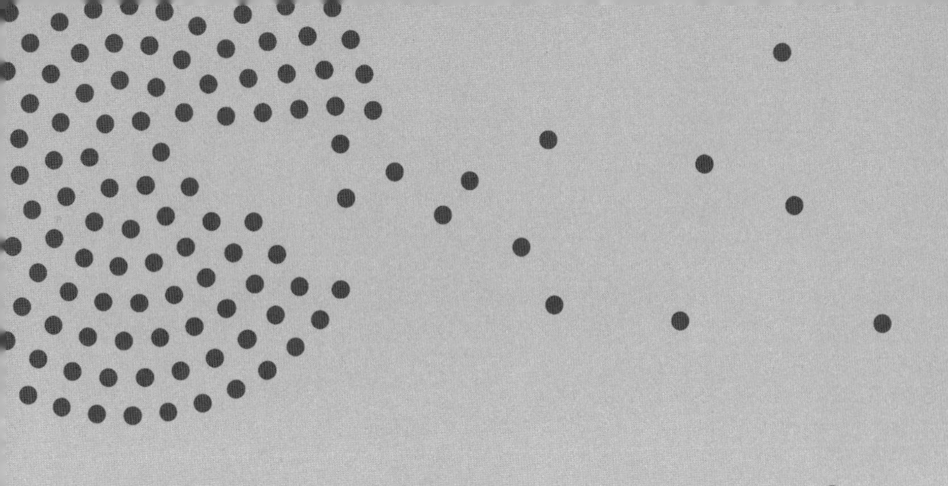

Chapter 4

「我會死嗎？」：不斷輪迴的疫情爆發

"Am I Gonna Die?": Round Two, and Three, and Four . . .

成千上萬病人排起長隊，在診所等待治療。婦女背著目光呆滯的孩子，轉而這些婦女又攜帶病毒。官員稱之爲「多年來爆發的最嚴重疫情。」這是一九五七年四月，也就是一九一八年流感大爆發後過了半世紀，二百五十萬香港人中至少有一〇%的人患病。患者排起長隊，一眼看不到盡頭，特別是來自共產中國的七十萬難民聚集在過度擁擠的街區。

儘管這次爆發的流感是由不同流感病毒引起的，但這是自一九一八年以來，世界處在全球第一次流感大流行的邊緣。這次爆發的流感被標記爲H2N2，其含有人和禽流感病毒的基因。禽類基因可能來自鴨子身上，在中國的飛禽市場上人們大量（並繼續）宰殺這些鴨子。這是一個抗原移型的典型範例，產生一種我們的免疫系統無法識別的新病毒。病毒似乎顯得反覆無常，帶來的結果可能極具災難性。正如其不可預測性一樣，流感對人們產生不同影響。在死亡患者，以及症狀輕微且康復的患者身上均發現了相同樣本。

這波「亞洲流感」在秋季入侵英國，使流感死亡率達到以往的三倍。這場流感奪去大約六萬八千位美國人的性命，而在全球範圍內因病死亡人數大約二百萬。然而，與一九一八年的大流行病不同的是，亞洲流感並沒有壓垮那些健康的人。相反地，亞洲流感似乎針對那些一直有患病風險的人，如患有慢性心臟病或肺病的人。在美國，亞洲流感也迅速傳播給學童，超過六〇%的學童患病。

透過二十世紀的戰爭或二十世紀的技術飛躍——或二十世紀的流感大流行，我們可以了解二十世紀的故事。與所有有紀錄的流感病史一樣，流感爆發的時間不規律，但進程卻極為相似：源點發病、傳播快速、患病和死亡，以及關於如何應對流感的激烈公眾討論。從艾森豪時代到福特中期到歐巴馬時代，每過十年，我們反擊流感的能力越來越強，但反擊措施並非一直都很完善，且總是有些令人憂慮。

從醫學上來說，一九五七年與一九一八年截然不同，醫師們用兩種新武器來對抗這種流行病。第一種武器是抗生素，現在可用於對抗任何繼發性細菌感染。這兩種新武器改變了一切。致命的皮膚感染很輕鬆就能治癒；風濕性心臟病，一種可怕的鏈球菌性咽喉炎併發症已成為歷史；最重要的也許是，現在可以治癒細菌性肺炎。在抗生素時代，肺炎被稱為「老人的朋友」，因為肺炎能導致人們快速無痛地死去，且死得很幸福。隨著細菌在肺內繁殖，維持生命的氧氣無法進入肺內，患者呼吸變得越來越困難。人們無計可施，患者會漸漸陷於昏迷狀態並很快就死去。這些致命的細菌性肺炎通常伴有流感感染，特別在老年患者身上更明顯。現在，終於有了可以挽救數千人生命的抗生素，這正是一九五七年流感爆發時抗生素爲人類所做的重大貢獻。如果沒有抗生素，死亡人數會更多。

第二種新武器並不能治癒患病的人，而是爲那些仍然健康的人預防疾病。有史以來，第一次有疫苗可以保護尙未受到病毒感染的人。美國病毒學家莫里斯．希勒曼（Maurice Hilleman）從《紐約時報》一篇文章中首次了解一九五七年爆發的疫情，這讓他在生產H2N2疫苗方面搶占先機。他與製藥業合作，並在一九五七年夏季花了大量時間研發可以預防亞洲流感的疫苗。採用大量培育流感病毒的方法來生產疫苗，具有一定的挑戰性。由於未知原因，病毒對其生長的附著物非常挑剔。經過長期的反覆試驗，發現流感生長的唯一媒介物是受精雞蛋。因此，希勒曼要求農民飼養大量的雞以獲取數百萬顆雞蛋。在他的帶領下，到一九五七年底大約生產了四千萬劑疫苗。他後來回憶說：「這是我們唯一一次，用疫苗來防治流行病。」

在接下來的十年中H2N2流感繼續傳播，但爆發規模不大。最終它消失了，不料卻被一種新型禽流感病毒所取代，後者在一九六八年引發二十世紀的第三次大流行病。它起源於香港（再一次！），和一九一八年的流感一樣，戰爭加速疾病的傳播速度。

「香港流感」是一九五七年亞洲流感的後代。在巨大的開放市場上人們販賣、宰殺雞鴨，所以香港仍然是流感的起源點。禽流感和人類流感病毒得以再次混合並交換基因。流感迅速蔓延到東南亞，一九六八年八月從越南回國的士兵將病毒帶入美國。據報導，同年九月流感迅速蔓延到澳洲和英國，十二月蔓延到加拿大，次年一月蔓延到法國。

這種新型流感病毒利用不同的蛋白，即H3蛋白取代H2蛋白，但病毒的其餘部分幾乎沒有變化。由於這些相似之處，對抗亞洲H2N2流感的舊疫苗，提供了一些抵禦香港流感的免疫力。同樣地，那些得過一九五七年亞洲流感的人，對新疾病依然有一定程度的免疫力。這就是爲什麼導致全球百萬人死亡的香港流感，仍然不如亞洲流感致命的原因。香港流感病毒今天仍然可以引起流感，但是已經達不到流行病規模。人們的免疫系統已經學會像對抗其他病毒一樣來對抗這種流感病毒。

二十世紀的西班牙流感造成大批人群殞命，而現在人們又面臨新的流感病毒。這種病毒從未被徹底打敗過，它不斷變換面貌。近二十年後，當一名陸軍士兵在紐澤西州特倫頓城外的迪克斯堡轟然倒下時，病毒再次來襲。

當新兵於一九七五年秋季抵達迪克斯堡時，他們接種了最新的流感疫苗，當中包含普通流感病毒的弱化變體。聖誕假期過後，在一個特別寒冷的冬天，士兵們回到基地。在短時間內，基地爆發一種類似流感的疾病，患者發燒、喉嚨疼痛並感到疲勞。患者的咽喉棉棒採樣顯示，感染他們的不是流感病毒，而是另一種微生物，即腺病毒（adenovirus）。腺病毒會引起類流感疾病。紐澤西州衛生部也對患者進行流感病毒檢測，結果令人費解。有些男性帶有已知的流感病毒株，但有些人卻帶有未知的病毒株。其中兩個神祕的咽喉棉棒被送往疾病管制中心，該中心確定這種病毒是被送往迪克斯堡醫院的一九一八年病毒的後代。

所有新兵都康復了，但一九七六年二月四日，一位名叫大衛・路易士（David Lewis）的士兵在例行的五英里行軍後病倒了，他被送往迪克斯堡醫院。幾小時後，他死於一種似乎是急性肺炎的疾病。最初報導稱路易士的死亡是由一種來歷不明的疾病引起的，但在兩周內，美國疾病管制與預防中心確認這種病毒：是一種讓豬隻患上流感的病毒。

這引發人們更多疑問，而不是帶來答案。迪克斯堡的病人中沒有任何人與豬有過接觸。病毒一定是變異了，所以可以直接在人與人之間傳播，不需經過原來的宿主物種。美國疾病管制與預防中心還確認該病毒爲H1N1型病毒，類似一九一八年的流感病毒。迪克斯堡爆發的流感是由一種新型流感病毒引起的，但這場流感肯定不是傳染病，因爲只有一人死亡。儘管如此，這場流感卻至關重要。直到今天，政府對一九七六年疫情的反應仍然是一個頗具爭議的話題。當時一些專家認爲，應對潛在的流行病需要大規模的疫苗接種計畫；其他人則表示，此類接種計畫弊大於利。

因爲這種病毒源於一種使豬受到感染的病毒，所以一九七六年的流感被稱爲「豬流感」。這次的流感成了一起突發公共衛生事件，沒有人知道是否會像一九一八年那樣蔓延開來，演變爲一場流行病，還是只造成一人死亡的地方性疫情。在最初甄別迪克斯堡病毒的過程中，紐約西奈山醫學院的病毒學家愛德溫．基爾伯恩（Edwin Kilbourne）在《紐約時報》上發表一篇專欄文章，標題引人注目：〈右舷有流感！拿好魚叉！〉在寫這篇文章時，基爾伯恩並不知道迪克斯堡爆發流感，這顯得他的觀察更加深刻。基爾伯恩回顧了之前流感大流行的頻率，發現時間間隔爲十一年或更短。他寫道，下一次流感大流行應該是在一九七九年之前的某個時候，可以讓最具感染風險的四千五百萬美國人接種疫苗，以盡量降低影響。

他還呼籲美國疾病管制與預防中心、美國食品藥物管理局和美國衛生研究院，共同爲公衆提供流感疫苗，並呼籲衛生官員制定應對「緊急自然災難」的計畫。

在基爾伯恩有先見之明的文章發表後第二天，聯邦官員便齊聚位於亞特蘭大的美國疾病管制與預防中心總部。他們應如何應對迪克斯堡豬流感？在一次安靜而低調的記者會上，他們發布此次豬流感的一些細節，儘管他們對一九一八年的流感大流行避而不談。豬流感的發生僅局限於迪克斯堡，並沒有蔓延到周邊的平民。但官員們擔心該病毒會在當年秋季再次出現，並引發全球流感大流行。防止這種情況的唯一方法是快速生產疫苗，而他們認爲領導此專案的最佳人選便是基爾伯恩。

三月分，在士兵路易士去世後不到一個月，政府官員便決定增加疫苗製造量，並在秋季之前爲所有美國人接種疫苗。雖然流感大流行的風險非常小，但後果將是毀滅性的。基爾伯恩說：「未雨綢繆總比渴而掘井要好。」大規模的疫苗接種計畫也是一場大賭注的賭博。如果秋季沒有發生豬流感疫情，衛生官員可能會被指責浪費和越俎代庖。來自紐黑文市衛生局的漢斯·諾伊曼（Hans Neumann）博士在給《紐約時報》的一封信中，指出另一個問題：根據預計的免疫接種規模，在接種流感疫苗的兩天內，大約二千三百人會中風，七千人會心臟病發作。「爲什麼？」他問道，「因爲這是根據統計得出的數字，不管人們有沒有接種流感疫苗。」

同樣地，在接種流感疫苗後的一周內，另有九千人會罹患肺炎，其中九百人將死亡。這些肯定會在接種流感疫苗後發生，但其原因並非流感疫苗。

諾伊曼寫道，「然而，如果某個人中午接種流感疫苗，當天晚上就中風，他會很自然地把這兩件事聯結起來。」

奶奶早上接種流感疫苗，下午就死了。雖然關聯性不等於因果關係，但這種想法可能導致公眾對疫苗接種產生強烈抵制，從而對未來的計畫構成威脅（最近我們已經看到，由於錯誤地把關聯性等同因果關係，使人們對疫苗接種產生強烈抵制，因爲人們誤認爲疫苗導致自閉症）。作爲預防措施，一些健康專家建議不要接種疫苗，而應該儲存疫苗。如果秋季再次爆發豬流感，那麼那時候——而且只能在那時候——才能向大衆發放疫苗。

白宮最終做了決定。福特總統接受其醫療顧問的建議，他們想要採取行動而不是無所作爲。在脊髓灰質炎疫苗發現者沙克和阿爾伯特．沙賓（Albert Sabin）的陪同下，福特總統宣布一項緊急資金申請，要求爲每名男性、女性和孩子接種疫苗，以應對可能發生的豬流感大流行的威脅。福特總統沒有採取一些醫師在亞特蘭大的會議上所持的謹慎態度，而且提及了一九一八年的流感大流行。

福特總統在白宮簡報室說：「一些上了年紀的美國人應該記得，在這一悲慘的時期，美國有五十四萬八千人死亡。此刻，我想明確表示：沒有人確切知道此次疫情究竟有多嚴重。儘管如此，因爲關乎國民健康，我們必須做好萬全準備。」❶

福特總統的決定將產生深遠影響。在製藥業中也存在較高的複雜性。製藥公司面臨的挑戰是，在短期內生產足夠疫苗，以及在出現任何問題時獲得保險。製造商威脅道，除非他們得到充分保護，否則要停止所有疫苗的生產，因此福特總統在八月分簽

❶：目前尚不清楚福特從何處得知五十四萬八千人死亡的消息。

署了一項保護製造商的法案。

疫苗計畫於十月初啓動，而官員們擔心的那種駭人的媒體報導便隨之而來，進而發展成公關噩夢。

三名老人在同一診所接種流感疫苗後死亡，人們進而對一種並不存在的關聯性感到恐慌。明星主播華特·克朗凱（Walter Cronkite）現身晚間新聞向公衆做出保證，並勸告人們不要聽信聳人聽聞的報導，但人們對此並不買帳。媒體將各種疾病和死亡歸咎於疫苗，《紐約郵報》甚至聲稱該疫苗曾是被用來殺死美國知名黑幫甘比諾家族大老闆的致命武器。美國疾病管制與預防中心提醒大衆，接種疫苗的美國老年人死亡率實際上並沒有增加。電視上播出福特總統接種流感疫苗的畫面，但公共輿論並不受邏輯或證據的影響，而是受情緒和焦慮影響。

人們並不信任這種疫苗，而更糟糕的是，他們對其心存恐懼。據報導，一種被稱爲格林－巴利症候群（Guillain-Barré syndrome，GBS）的罕見神經系統疾病病例的出現數量上升，該疾病會導致一系列症狀，包括吞嚥困難、手臂和腿部無力以及肌肉麻痺。在秋季，美國疾病管制與預防中心記錄了接種疫苗後出現的不尋常格林－巴利症候群病例數量。雖然流感疫苗和格林－巴利症候群之間沒有已知關係，但美國疾病管制與預防中心仍然要求醫師向其報告所有新病例，這更加刺激了公共輿論。一些無法診斷患者病情根源的醫師，現在將其歸因於格林—巴利症候群，尤其是如果患者最近接種疫苗。到十二月，情況變得非常糟糕，迫使美國疾病管制與預防中心不得不終止疫苗接種計畫。在此期間，沒有出現一例豬流感病例，但有數十例歸因於流感疫苗的格林—巴利症候群病例。《紐約時報》在一篇社論中寫道，這是一次「令人遺憾的巨大失敗」。該報指責美國疾病管制與預防中心領導的「政府醫療官僚機構過度自信」，而且美國疾病管制與預防中心利用疫情來增加預算。《新聞周刊》更直接：這是一場「豬流感病毒大混亂」。美國疾病管制與預防中心主任大衛・森傑爾（David Sencer）被迫引咎辭職。

然後訴訟便開始了（畢竟是美國）。由於疫苗生產商已獲得國會授權保護，因此聯邦政府必須對所有損害承擔責任。到一九八〇年，提出的索賠達三千九百多項，索賠總金額至少爲三十五億美元。到那時截止，在接種流感疫苗後出現格林—巴利症候群的病例已超過五百例，其中二十三人已經死亡。

儘管進行四十多年的分析和辯論，目前尚不清楚格林—巴利症候群與豬流感疫苗之間是否存在關聯。在軍隊中，近二百萬人接受雙倍劑量的流感疫苗，而格林—巴利症候群的病例卻呈現下降❷。如今，美國疾病管制與預防中心網站在關於季節性流感的內容中表示，關於格林—巴利症候群與季節性流感疫苗接種之間關聯性的資料，在流感季節之間「多變且不一致」。但對某些人來說，即便存在因果關係，爲避免災難，付出的代價也算很小。三十年後，被解雇的美國疾病管制與預防中心主任森傑爾反思了這一決定。他寫道，「公共衛生部門領導人必須願意代表公衆承擔風險。」回顧這一事件，森傑爾仍然贊成推出該疫苗的決定，因爲「當生命受到威脅時，過度反應總好過反應不足。」

在一九七六年豬流感爆發的頭幾天，撰寫了具有先見之明專欄文章的病毒學家基爾伯恩也爲自己的決定辯護。他宣稱「對疫苗生產和立即接種疫苗的必要性持堅定立場。」儘管此次豬流感爆發僅限於迪克斯堡，但病毒能夠在人與人之間傳播，與一九一八年的流感病毒屬於同一科。雖然該病毒在一九七六年夏天消失了，但並不代表可以掉以輕心。病毒固然會消失，但會以更大的威力再次爆發。一九一八年第一波流感大流行之後便發生這種情況，而且可能會再次發生。他寫道，「這一計畫的批評者沒有注意到這些事實。」基爾伯恩呼籲為了對抗流感，準備工作需更加完善，「而且也應體認到，任何洗手、搓手、公共教育或紗布口罩措施都不會有效果。」

在與流感對抗的過程中，對於我們醫護人員來說，正面與流感對決，採取相應行動，一直是我們的主要思維。一九一八年，芝加哥公共衛生專員指出，「死於擔憂的人數，超過死於流感的人數」，因此應採取一切措施平息大眾情緒。一九七六年，我們以極高成本為每位美國人儲備疫苗，儘管不確定是否會出現流感大流行。我們為消除大眾的擔憂情緒付出極高代價。

下一次「流感大流行」發生在二〇〇九年——一個有社交媒體和二十四小時即時新聞的時代，並且也是由豬流感引起的。當時的世界已經經歷九一一恐怖攻擊、南亞大海嘯和卡崔娜颶風的創傷。如今不只防災演習頻繁地規畫演練，且聯邦、州和地方衛生機構之間的合作也很密切。生活已不同往日，而且我們有了推特。

---

❷：美國疾病管制與預防中心的措辭發生了變化。就在二〇一七年，同一網站指出，一九七六年「接種用來防止豬流感病毒而製造的流感病毒疫苗後，患格林—巴利症候群的風險略有增加。」

二〇〇九年三月，該病毒首先在墨西哥被發現，並導致大約六十人死亡。墨西哥政府迅速採取行動，關閉學校，禁止公共集會，並命令部隊在地鐵站分發口罩。到四月分，該病毒已傳播到美國，紐約一些學生檢測出病毒陽性。這次流感病毒含有來自四個祖先的基因：美國豬流感、歐洲豬流感、禽流感和人流感，它仍然是H1N1型病毒，與一九一八和一九七六年的病毒類似。到了六月分，在七十四個國家共出現三萬多名病例，世界衛生組織總幹事宣布這是一次流感大流行。在美國，超過一半的流感病例是由新病毒引起的。雖然大多數死亡病例爲兒童和成人，但在六十五歲以上的人群中，很少有人能夠免疫；也許他們多年前就已被類似病毒感染過。到了六月分，所有五十個州都報告了H1N1病例，美國疾病管制與預防中心報告說至少有一百萬人感染了該病毒。慶幸的是，幾乎所有人無需治療就康復了。

此次最新的流感爆發，再次與一九一八年的流感大流行有著驚人相似之處。首先，發現的病例出現在春末夏初。接下來，病毒進入潛伏狀態。然後在八月底，病例數量突然激增，就像在一九一八年一樣。但現在，首次出現了針對流感病毒本身的藥物，這些藥物可以透過處方向民衆提供，並且是美國國家戰略儲備（SNS）的一部分。國家戰略儲備是藥物和設備的母體，在出現使醫療系統不堪重負的緊急醫療情況下，可以動用這些戰略儲備藥物。爲了應對二〇〇九年的流感疫情，美國國家戰略儲備發放了一些抗病毒藥物，以及近六千萬個口罩。

美國食品藥物管理局還授權發布一種名爲帕拉米韋（peramivir）的實驗藥物。該藥物是美國國家戰略儲備的一部分，但仍在進行臨床試驗，關於其安全性和療效的資料非常有限，因此只能用於特殊情況，而二〇〇九年的流感大流行便符合這一條件。美國食品藥物管理局在二〇〇九年十月至二〇一〇年六月期間，收到一千三百七十一份對於該藥物的申請。疫情消退後，醫師們回顧了帕拉米韋的療效，但無法得出任何明確結論。接受該藥物治療的患者中約有一五％出現死亡，但當他們申請該藥物時已經處於病危狀態。三年後，美國食品藥品管理局批准了帕拉米韋，儘管幾乎沒有證據證明具有明顯療效。

疫苗生產於二〇〇九年夏天啓動。當年十二月，歐巴馬總統效仿福特總統當年的做法，在白宮拍攝了捲起毛衣袖子接種流感疫苗的照片。他同樣是在透過媒體，向民眾保證疫苗的安全性和必要性。

「人們應該認識到這種疫苗的安全性，」歐巴馬在橢圓形辦公室接受電臺採訪時說道，並指出非裔美國人接種疫苗的比例很低。「我讓我生命中最重要的兩個人，我的兩個女兒立即接種流感疫苗——她們沒有出現任何不良反應，而且在整個流感季沒有生病。因此，你們也應該確保你們的孩子也接種了流感疫苗。」

但病例數量已經在十月達到巔峰。到一月分，流感季終於過去，豬流感危機得以解除。專家曾預測此次疫情將導致美國多達一百九十萬人死亡，但估計實際死亡人數為一萬二千五百人，這對於流感大流行來說是一個異常低的數字。在世界範圍內，此次流感大流行的死亡人數，也沒有超出尋常的流感季。

二〇〇九年豬流感大流行最深遠的影響是對大眾造成的混亂。官員們不斷警告民眾做好準備，以應對冬季的險峻形勢。媒體報導了流感死亡病例，以及如何避免生病的建議。在接受《華盛頓郵報》採訪時，一名來自馬里蘭州的十四歲女孩，描述了她發高燒時的恐懼。她說：「當我的體溫達到三十九度時，我去看了醫師，醫師做了快速篩檢。他說他很確定這是豬流感。當時不是流感季，而且那天他接了六個病例……當他說我得了豬流感時，我和媽媽笑了。『好啦，告訴我我到底得了什麼病吧！』但他說，『我認爲你眞的得了豬流感。』哦，天哪！起初我想，『我會死嗎？』」

鑒於來自權威的彼此矛盾資訊，這名女孩的恐懼並不奇怪。二〇〇九年四月，歐巴馬總統表示沒有理由感到恐慌。然而在十月，他卻宣布美國進入H1N1疫情全國緊急狀態，這令民衆感到無所適從。

使情況更爲複雜的是，在推特和其他社交媒體上爆發另一種病毒。在公共衛生緊急事件中，錯誤資訊和恐懼的傳播速度首次超出病毒的傳播速度。關於流感的推文有近三百萬條，並且擁有自己的標籤：#豬流感。美國疾病管制與預防中心發言人認爲，網路上關於豬流感的討論是一個好兆頭，表示民衆積極參與並隨時準備用知識和預防措施進行反擊。但推特資訊受到恐慌情緒影響，美國有線電視新聞網（CNN）和福斯新聞（Fox News）等新聞媒體因誇大事實並引發公衆擔憂而遭到批評。如果公衆認爲科學家們只是在製造「狼來了」的故事，他們就會忽視後續發出的警告。

在華盛頓特區，我所在的急診部擠滿出現類似流感症狀的病人。其實很容易看出哪些是流感病人，他們在掛號時戴著由護士分發的藍色一次性口罩。如果我們對他們進行測試，很多人會出現H1N1陽性。但是，不論他們是否患有豬流感或季節性流感或只是另一種病毒感染，這並不重要，因爲幾乎所有人都可以出院。二〇〇九年豬流感，致死機率並未比其他尋常流感季還突出。

但此次事件的後果接踵而至，有人聲稱估計的死亡數量被誇大了。具有較大影響力的《英國醫學期刊》編輯菲奧娜．高德利（Fiona Godlee）報告說，一些向世界衛生組織提供建議的專家，沒有透露他們與製藥企業的財務關係，這引發關於利益衝突的道德問題。

眞正的問題是世界衛生組織對「大流行」一詞的使用。大多數人認爲「大流行」的定義是一種傳播廣泛並殺死成千上萬人的疾病，這種描述符合該組織對傳染病一詞的官方定義：導致大量的死亡和疾病。但在談及二〇〇九年的疫情時，該組織使用了更爲學術性和狹隘的定義，僅關注其流行程度而非嚴重程度。在一位機敏的美國有線電視新聞網記者指出這一點後，一名世界衛生組織發言人宣布，該組織錯誤使用更具災難性的定義。「這是我們的錯，我們爲造成的混亂道歉，」她說，並指出該詞語描繪了「一種相當淒慘的情形，可能引起公衆的恐慌情緒。」

H1N1疫情只是另一種季節性流感，並不比尋常的流感更具危險性。但只要一個詞語，便提升它在媒體和大衆心目中的地位。二〇〇九年的「大流行」——其實根本不是大流行——告訴我們，在引起大衆對流感的關切時，語言既是武器也是障礙。

大衆完全相信世界衛生組織和美國疾病管制與預防中心發布的資訊，認爲一場致命的、類似一九一八年疫情的流感大流行即將爆發。

這並不是首次出現大流行的描述與其嚴重程度不符的情況。一九五七年亞洲流感，被世界衛生組織同時描述爲「相對溫和」和「較爲嚴重」。一九六八年香港流感疫情，被世界衛生組織描述爲「溫和」，而美國疾病管制與預防中心稱其嚴重性爲「中等」。無論是哪種方式，流感歷史學家約翰·貝瑞（John Barry）都指出，經歷過一九六八年流感大流行的絕大多數人，「甚至不知道發生過流感疫情。」

在一九一八年的災難之後，流感在二十世紀其餘時間一直處於潛伏狀態，沒有再次爲全球造成重大傷害。但隨著我們對流感的了解不斷增加，病毒在人類系統中發現了新的弱點，它揭露了我們在政策、準備、回應和媒體反應方面的不足之處，而且我們仍然沒有一九一八年病毒的遺傳剖析（genetic profile）。但這即將發生改變。搜索原始的一九一八年病毒樣本的工作，涉及一名在北極工作的醫學生——一名試圖從美國國會保住其工作崗位的年輕病理學家，以及從冰原中挖出的屍體。

Chapter 5

復活：一九一八年的流感病毒

Resurrecting the Flu

位於馬里蘭州的美國衛生研究院，將一九一八年流感病毒樣本保存在一個位於祕密地點的冷凍庫裡。人們很難接近這個處於閉鎖狀態的冷凍庫，更別說進入其中。首先，必須進入美國衛生研究院所在地，而這需要身分識別、獲准進入的理由，以及博士學位——最好是生命科學博士學位。在通過檢查並找到建築物之後，警衛會打開具有雙重門的密閉入口。進入後，必須接受金屬探測器檢測，然後工作人員會引導到儲物櫃前，個人的手機、隨身碟、電腦、呼叫器和相機都必須存放在儲物櫃中。然後，才能在工作人員帶領下繼續前往建築物內部。

傑夫．陶本伯格（Jeff Taubenberger）每天都會重複這樣的程序。他是病毒發病機制和進化科——美國衛生研究院所屬的一個實驗室——的負責人。該部門有幾十位科學家、博士後研究員，以及研究流感病毒的研究人員，他們將該病毒簡稱爲「一九一八」。他們的辦公室環繞著長方形密封實驗室，在其中一個實驗室中，在冷凍庫裡存放著處於冷凍和休眠狀態的一九一八年流感病毒。爲了讓一九一八年的流感病毒復活，科學家們付出巨大的努力。他們踏遍全球，在掩埋的屍體中搜尋隱藏的病毒。

研究人員搜索布滿灰塵的檔案，並精心重建病毒基因組。如果一九一八年流感病毒已經純粹成爲歷史，我們就無法對其進行恰當的研究。這是一個困難而危險的命題，而且始於一個小花招。

從醫學院畢業後，陶本伯格在美國衛生研究院開始他的職業生涯，並接受培訓成爲一名病理學家。一九九三年，在獲得關於幹細胞和淋巴瘤研究的博士學位後不久，他便進入幾英里外的沃爾特里德陸軍醫療中心的美國軍事病理學研究所工作。在那裡，他將建立一個新的分子病理學部門，用DNA分析揭開疾病的神祕面紗。在一九九〇年代早期，由於新的實驗方式和技術，病理學家可以分析經過活體組織切片檢查，並嵌入小型正方石蠟塊中的組織的DNA。這一進步意義非凡，因爲在此之前，科學家們只能分析冷凍標本中的DNA，而這會導致較高成本和複雜情況的出現。相反地，嵌在石蠟中的樣品可以存放在實驗室架子上。陶本伯格研究了處理這些組織的方法，但並沒有想過研究流感。隨後，美國國會介入了。

一九九四年，在參衆兩院占多數席位的共和黨，與民主黨籍總統柯林頓陷入一系列令人厭惡的黨派爭鬥中。在衆多關於削減開支的小規模衝突中，國會曾考慮取消美國軍事病理學研究所，而陶本伯格剛被任命爲其中的部門主管。因此，他必須向國會證明該研究所值得保留❶。

其中一種方法，便是證明在研究所中保存的組織樣本具有科學價值。陶本伯格知道所有樣本的紀錄都是電腦化的，因此可以搜索，並追溯到近一百年前。他認爲，或許研究所可以蒐集一九一八年流感大流行受害者的原始組織樣本。如果這一想法成爲現實，他可以藉由新技術對病毒的遺傳密碼進行排序。這將成爲舉世矚目的成就，並足以證明該研究所在削減開支的時代亦具有存在價值。

他使用像「流感」這樣的術語來梳理樣本。他找到二十八個樣本，從而可以應用他的分子病理學實驗技術。通常他會嘗試識別活著的患者的癌症遺傳特徵，這一般用來讓醫師做標靶治療，但這次他想揭示死亡已久的病毒的基因結構。

爲了啓動揭示一九一八年流感病毒遺傳密碼的過程，陶本伯格需要找到合適樣本。與所有流感病毒一樣，一九一八年流感病毒在感染後兩天達到複製高峰。大約

❶：但最終，該研究所還是關閉了。

六天後，病毒停止繁殖，並且在肺部不會再發現病毒。這意味著不能使用已感染一九一八年流感病毒，並且在幾天後死於細菌性肺炎的患者的組織，他們的組織中不含任何病毒顆粒；相反地，這些組織中充滿了通常在病毒感染後所產生的細菌。

因此陶本伯格和他的團隊，必須找到在出現最初症狀一周內死亡的患者的樣本。在一個樣本中，來自該受害者的兩個肺的組織顯示出略微不同的病理變化。研究人員在其中一個肺裡發現細菌性肺炎，這在此項研究中毫無用處。但另一個肺顯示出小支氣管壁的嚴重腫脹。這一發現意義重大，因爲這種腫脹僅見於急性病毒性肺炎，這意味著陶本伯格發現了病理學家期待的確鑿證據：他知道雖然大多數受害者都死於流感病毒的併發症，但這名受害者肯定死於直接由病毒引起的肺損傷。他將這名受害者命名爲「一九一八案例一」，這個樣本將是確定一九一八年流感病毒基因組的關鍵。該樣本來自士兵羅斯科．旺恩。

一九一八年九月十九日，在南卡羅萊納州哥倫比亞附近的傑克森營區，士兵旺恩出現發燒和發冷症狀。他於一周後死亡。在屍檢之後，其肺部的小型標本被保存起來並存放在蠟中，然後送到位於華盛頓特區的陸軍醫學博物館——該博物館後來成爲美國軍事病理學研究所的一個分支機搆。這些樣本存放將近八十年，直到陶本伯格和他的團隊在一九九四年發現了它們。

下一個目標，是重建在羅斯科的這一個肺中存在的少量病毒所包含的基因。但基因重建需要數百萬份病毒，遠高於樣本中的病毒數量。因此，陶本伯格必須複製僅存的少量病毒基因，就像我們複印一張紙那樣。他的實驗室能夠放大他們發現的一些基因片段的基因鏈。其中一個片段是編碼血球凝集素的基因，即我們在第2章中首次討論的流感血球凝集素。別忘了，血球凝集素是流感病毒的一個關鍵武器，因爲它使得病毒顆粒能夠識別受害者的細胞，就像雷達捕獲目標一樣。但血球凝集素的作用遠超過雷達。一旦病毒顆粒定位並附著在其目標細胞上後，血球凝集素便會破壞細胞膜，就像攻擊城堡的入侵軍隊一樣。

陶本伯格和他的團隊首先對僅有的活性病毒進行複製。當獲得足夠的材料進行分析之後，他便確定了在一九一八年流感病毒表面構建血球凝集素蛋白的遺傳密碼，並將其與其他流感病毒的基因進行對比。這一基因探查工作目前已成爲例行性工作，但在二十多年前首次開展時卻具有開創性意義，並解決了長久以來關於一九一八年流感病毒起源的爭論。該病毒似乎與一種豬流感密切相關，雖然後來的研究表明它也有一些與禽流感類似的特徵。A型流感／南卡羅萊納州／一／十八（H1N1），後來成爲該病毒的官方名稱，因爲病毒樣本來自南卡羅萊納州。

今天，對一九一八年流感病毒全部遺傳密碼的排序大約需要兩周時間，但在二十世紀九〇年代，陶本伯格和他的實驗室同事花了五年時間才確定完整的基因組。在此過程中，了解流感病毒成了陶本伯格的職業專攻方向，而其最初的意圖只是將他的實驗室從衆議院議長紐特．金瑞契（Newt Gingrich）領導的國會中拯救出來。「這完全是我們使的一個小花招，」他說，「我這輩子從未學過病毒學課程。」

陶本伯格原創性的研究發現了血球凝集素基因部分的四個片段。像所有基因一樣，它們僅由四個核苷酸構成，四個核苷酸分別用字母A、G、C和T表示。一九一八年流感病毒的結構單元，就是在其中一個片段中發現的，展開其結構如下：

AGTACTCGAAAAGAATGTGACCGTGACAC

正是這僅在八個不同基因上重複了數千次的四個字母序列，把「一九一八」變成殺人機器。一九一八流感病毒由不同部分組成，每個部分都有特定作用。一些部分能使病毒進入肺細胞；其他部分則使被劫持的細胞能夠複製病毒，隨後釋放，讓它感染更多受害者。當它們結合在一起時，病毒就會具有致命性。

陶本伯格和他的實驗室團隊已經成功發現，並解碼了一九一八年流感病毒的基因組成，後期工作將使用更快捷的新技術來驗證他們的發現。但他們擁有的原始肺部資料數量太少，這讓他們的努力受到限制。他們需要更多標本來確認他們的工作，但是他們已經在美國軍事病理學研究所塵封的玻片中窮盡搜索。然而，最意想不到的消息來源——一位瑞典病理學家——爲他們帶來幫助，這位病理學家在幾十年前曾經試圖找到這種病毒，卻遭遇失敗。

在一九四九年，約翰·胡爾汀（Johan Hultin）以訪問醫學生身分從瑞典來到美國。他在二十多歲時對流感非常著迷，特地參與烏普薩拉大學醫學院一個允許學生出國學習的專案。胡爾汀選擇前往愛荷華大學，因爲這所學校的聲譽以及該地區有大量瑞典移民，他打算在那裡研究身體對流感的反應。

一九五〇年一月，胡爾汀有機會與羅傑．黑爾（Roger Hale）會面，一位來自美國布魯克黑文國家實驗室的知名病毒學家。黑爾知道這個瑞典人對流感研究感興趣，他告訴胡爾汀，為了擴展該領域，他需要一九一八年病毒的實際標本。「我們只是不知道是什麼原因導致那場流感，」黑爾告訴他，「應該有人前往世界的北部，盡力找到埋在永凍土中的一九一八年流感大流行的受害者。受害者很可能自一九一八年以來就一直被凍結，你可以嘗試還原那種病毒。」

談話很快轉移到其他話題上，但這句話讓胡爾汀留下深刻印象。他立即問他的導師是否可以改變博士論文的主題。現在，他不想在實驗室裡研究流感，而是想出去尋找病毒。他想找到一個埋藏的、保存完好的標本，然後進行分析，並且那可能揭示一九一八年流感病毒如此致命的原因。

胡爾汀為在永凍土搜索標本進行了特別的準備。他喜歡旅行，在進入愛荷華大學之前，他曾在阿拉斯加的費爾班克斯為德國古生物學家奧托．蓋斯特（Otto Geist）工作，蓋斯特免費提供食宿，作為他在北極地區挖掘猛獁象牙的回報。現在胡爾汀想要回到阿拉斯加，一九一八年流感大流行中死去的人的屍體被埋在那裡的永凍土中。他寫信給蓋斯特，並詢問這位古生物學家能否把他介紹給當地的因紐特人村莊村民，和在那裡工作的傳教士。也許蓋斯特可以問問那些傳教士，是否還有一九一八年流行病毒受害者的紀錄，以及他們被埋葬的地方。胡爾汀只對埋在永凍土中的屍體感興趣，他們的肺部保存有完整的病毒。他還向愛荷華大學申請一萬美元的補助金，以便找到他們。這筆金額相當於現在的十萬美元，對於一個來訪的外國學生來說，可是筆不小的投資。但是，這所大學接受了這項瘋狂的計畫。

一九五一年，胡爾汀在阿拉斯加見到蓋斯特，他們一起前往費爾班克斯，然後又向西行駛五百英里，到達白令海岸邊的諾姆。一到那裡，他們就發現當地一條河流已經改變流向，在洪水過程中融化了永凍土。沒有軟組織（soft tissue）留下，沒有肺被保存，因此不會有病毒標本。

胡爾汀並沒有因此灰心喪氣。他雇了一名飛行員把他帶到另一個地點，這次是向北更遠的地方：威爾士村。在那裡，四百名居民中有近半在一九一八年的流行病中死亡。有一座巨大的墳墓，上面立著一個大十字架，墳墓裡面安放著流感受害者的遺體。但他再一次發現永凍土沒有那麼永久。胡爾汀說服飛行員帶他飛到布雷維格，這是白令海岸邊的一個小村莊，在那裡，八十名居民中有七十二人死於一九一八年的大流行病。但是布雷維格沒有飛機著陸跑道，所以他在一個鄰近村莊的海灘上著陸，乘一艘捕鯨船穿越開闊的水面，然後穿過潮濕的苔原，走了六英里。

他堅持不懈的努力獲得了回報。在布雷維格，永凍土的深度足以保存掩埋在那裡的屍體。此外，胡爾汀還發現了一九一八年流感大流行的三名倖存者，他們的幫助極具價值。胡爾汀要求他們向其他村民描述在這場流行病中倖存下來的感受，以及在一九一八年十一月可怕的一周內，目睹幾乎所有人死亡時的感受。胡爾汀隨後向村民們解釋，獲得那種病毒標本可以製造疫苗，防止其再次爆發。在他們和村委會的支持下，他獲得繼續開展工作的許可。

起初胡爾汀獨自挖掘。他用鶴嘴鋤挖開表層土，直至挖到凍土。他用從海灘上蒐集的浮木，點燃一堆小火用來融化冰凍層。到第二天結束時，他已經挖到四英尺的深度。在那裡，他發現一具十二歲左右的女孩屍體。那具屍體被保存得很好，這促使他挖得更深，以便找到更好的標本。不久，他的病理學家導師和古生物學家蓋斯特也加入他的行列。在六英尺深處，他們發現另外三具屍體。屍檢顯示肺部保存完好，很可能含有一九一八年的病毒。

他們總共挖出五具屍體，進行解剖，並從保存下來的肺組織中提取小塊的立方標本。在今天看來，這似乎是一項瘋狂而魯莽的舉動，他們只戴著手套和醫療口罩進行保護。這些標本被放在乾冰上運回愛荷華州，胡爾汀將它們的混合物注入含有正在發育的小雞胚胎的羊水中，這是流感病毒的理想培養平臺。令人失望的是，這種病毒沒有繁殖，所以胡爾汀繼續研究活體動物——老鼠、豚鼠和雪貂，但這種病毒沒能使牠們中任何一種染上流感。

似乎導致那麼多人死亡的病毒已經不復存在了，已經被時間和大自然的極端條件摧毀。最後胡爾汀用完組織標本，沒法再繼續研究了。這次探險以科學上的失敗告終，胡爾汀沒能取得博士學位。然而幾十年後，他將獲得救贖的機會。

在接下來的四十六年裡，胡爾汀的探險活動一直被人遺忘。他成爲一名病理學家，專注自己的事業，並繼續與妻子一起旅行。他在冰島重建一座古老的石頭迷宮，在英國和土耳其徒步旅行。「等我老去的時候，我會安定下來的，」他告訴記者，「我現在必須做這些事。我擔心現在不做以後就沒機會了。」

一直在尋找冒險機會的胡爾汀，在一九九七年發現一項新任務。這項任務可以完成他近五十年前就開始的流感病毒搜尋工作。在退休和居住在舊金山市的時候，他讀到陶本伯格從美國軍事病理學研究所塵封的檔案中，發現一九一八病毒基因序列的著作。胡爾汀很好奇，寫信給陶本伯格並告訴他自己一九五一年的探險和令人失望的結果。他提出飛回布雷維格並嘗試第二次還原流感病毒。胡爾汀將自掏腰包完成這項任務。這將是一個完成他最初任務的單人探險。

胡爾汀有了一些競爭對手。大約同一時間，多倫多大學一位名叫柯斯提・鄧肯（Kirsty Duncan）的三十二歲地理學家，正在計畫她自己的一次規模更大、資金更充足的探險。鄧肯最初對流感和氣候之間的關係很感興趣，但她也想拿到一九一八病毒的標本，以便更明確地了解是什麼讓它變得如此致命。顯然，她突然想到不依賴胡爾汀而前往阿拉斯加探險的主意，但她無法將搜索範圍縮小到任何已知的受害者身上。鄧肯把注意力轉移到冷岸群島，位於挪威和格陵蘭之間寒冷的海域。鄧肯發現，在一九一八年十月，有七名礦工在到達一個名爲朗伊爾賓（Longyearbyen）的前哨站工作後不久就死於流感。如果永凍土眞的發揮作用，他們的屍體連同一九一八年的流感病毒，都將得以保存。

鄧肯隨後組建一支國際團隊：美國疾病管制與預防中心的流感科主任、來自加拿大的兒科醫師和地質學家、美國病毒學家和來自倫敦的約翰．牛津博士。牛津博士是一位對流感病毒有著長期興趣的病毒學家，各位可能還記得，他提出一種理論，認為一九一八年的流感爆發起源於法國北部。

就在鄧肯做準備的時候，陶本伯格和他的同事發表論文，該論文詳細描述在士兵旺恩身上發現的流感病毒。鄧肯和陶本伯格並不了解彼此的工作，他們在亞特蘭大召開的一個研討會上相遇，這個研討會是為了討論陶本伯格重建一九一八年病毒基因密碼的問題。陶本伯格提出要分析鄧肯從冷岸群島礦工屍體中獲得的一些標本。

但在陶本伯格的論文發表後，鄧肯的計畫是否仍有執行必要？一方面，該計畫會有費用問題，以及挖掘屍體可能會使探險隊和世界其他地方遭受感染風險。另一方面，科學界擔心旺恩的肺標本由於長時間浸泡在甲醛中而發生改變。如果出現這種情況，獲取病毒的其他標本，並將其與陶本伯格擁有的病毒進行比較，將變得非常重要。美國疾病管制與預防中心的科學家曾為這次探險提供資金支援，但現在他們對這次探險的目的提出質疑。由於財政緊張，他們退出該專案，並帶走提供的資金。鄧肯的團隊仍然得到美國衛生研究院的支持，並獲得製藥巨頭羅氏資助。在聯邦撥款十五萬美元的支持下，他們決定前往冷岸群島。在那裡，他們將使用探地雷達確定屍體位置，並在墳墓上搭建一頂安全的防護帳篷，以將風險降到最低。

與此同時，現年七十二歲的胡爾汀回到阿拉斯加，再次進行挖掘。布雷維格傳教區村裡的長老們不僅允許他挖掘屍體，而且還找了四個年輕人幫助他。他們用鎬和鏟子挖掘，最終挖到七英尺深度。因此在一九九七年八月，經過三天的手工挖掘後，胡爾汀和四個村民發現一具肥胖婦女的屍體。出於對她的尊重，以及她對科學可能做出的貢獻，他將這個女人取名為「露西」。照片顯示，胡爾汀跪在一小堆露西的遺體旁，穿著防水長靴，戴著一副醫療手套。當永凍土偶爾解凍時，她的身體脂肪使她的器官被隔離。因此，她的肺部完好無損。胡爾汀切除了它們，希望它們含有一九一八年的病毒，並使用三種不同載體將標本郵寄給陶本伯格，以儘量減少丟失風險。在一周之內，實驗室證實在其中存有一九一八年的流感病毒顆粒。與以往任何時候相比，有更多肺組織可供研究，陶本伯格的實驗室現在可以重建一九一八年病毒的全部基因密碼，而且是完整的密碼。

陶本伯格在一九九八年八月宣布胡爾汀第二次探險成功，當時鄧肯和她的團隊正前往斯瓦爾巴和朗伊爾賓鎮。他們跪在地上，手持鞋盒大小的探地雷達，確定遇難者可能被埋的地區。他們在這個具有生物危險性的帳篷裡挖了八天，才挖到一個棺材蓋。棺材的位置在永凍土的上層，這意味著棺材裡的屍體可能在某個時候已經解凍，這沖淡了研究團隊的興奮情緒。出於對死者的尊重，該團隊從未公開討論過這些屍體的狀況，儘管《紐約時報》報導稱，屍體被埋葬時沒穿衣服，只裹著報紙。他們蒐集了幾個軟組織標本，但沒有一個標本具備提供病毒顆粒的條件。鄧肯從斯瓦爾巴空手而歸，儘管她後來聲名鵲起，在二〇一五年，她成爲加拿大首相特魯多內閣的科學部長。

朗伊爾賓鎮後來也聲名大噪。在二〇〇八年，它被選爲全球種子庫所在地，來自世界各地的種子被送到該地保存，以防全球農業發生災難。這個種子庫被埋在永凍土下五百英尺深處，能夠承受炸彈爆炸，裡面裝有超過二十五萬種種子。朗伊爾賓曾經目睹了那麼多死亡，現在卻成了生存、忍耐和生存的紀念碑。

因此，多虧胡爾汀的介入，陶本伯格的實驗室成爲一九一八年流感病毒樣本的唯一保管者。但是由於每個標本可能只產生一九一八年流感病毒基因密碼的一部分，所以還需要更多標本。搜索範圍擴大了，閱讀過陶本伯格原始資料的研究人員藉著他們自己蒐集的標本和玻片進行搜索[2]。成立於一七四〇年的倫敦皇家醫院，其悠久歷史確實足以證明其治療過一九一八年那場流行病中的患者。經由搜索屍檢檔案，他們發現兩個保存的肺組織標本，以及這些標本所屬患者的臨床紀錄。

這些紀錄把保存下來的標本放入迄今爲止一直缺失的臨床環境中。它們描述患者何時生病、病情如何發展，以及患者死於病毒時的樣子。這些紀錄還確保所發現的組織標本是從流感病毒本身的受害者身上提取的，而不是從一名因繼發性細菌感染而死亡的患者身上提取的。

當陶本伯格比較所有標本的基因鑑定時，他發現一些不尋常的現象。雖然它們相隔七千五百英里（從布雷維格到倫敦的距離）並相隔幾個月（最早的標本取自一九一八年九月，最近的標本取自一九一九年二月），但這些病毒的遺傳物質有九九%是相同的。這表明，在一九一八年流感爆發的早期階段，只有一種單一的流感毒株在傳播，並且在未來任何最致命的流感大流行浪潮中，只有一種特定的抗病毒藥物或疫苗可能有效。

現在陶本伯格在繼續尋找一九一八年病毒的標本，這些標本可能被保存在世界各地蒐集的病理學標本中。到目前爲止，他還沒有成功，但他仍然保持一貫的樂觀態度。畢竟，找到更多標本，可以進一步解決一九一八年是否有不止一種流感毒株傳播的問題，並闡明這種致命病毒是如何進化的。但是對它的基因編碼進行排序本身，並不能幫助我們理解爲什麼一九一八年的病毒如此致命。它沒有告訴我們病毒傳染時是如何起作用的，也沒有告訴我們爲什麼傳播得如此之快。爲了回答這些問題，科學家們需要建立一個全新的、功能齊全的，已滅絕病毒的複製品。

❷：人們還嘗試過其他方法找到流感病毒。二〇〇八年九月，英國病毒學家約翰．牛津帶領一組團隊去挖賽柯斯（Tatton Benvenuto Mark Sykes）爵士的屍體。賽柯斯爵士在第一次世界大戰期間通過英國軍隊的晉升機制，成爲一名陸軍上校。他參與了奧斯曼帝國的垮臺，幫助歐洲瓜分中東。一九一九年二月賽柯斯離世，得年三十九歲，是流感大流行尾聲的受難者，他被安放在一個鉛製棺材裡，鉛製棺材把遺體和周圍環境隔絕開來，減緩遺體的自然腐敗，所以賽柯斯是提取流感病毒的好樣本。約翰．牛津滿懷希望，他告訴英國BBC電視臺，「我們正站在二十一世紀第一場流感大流行的邊緣，我們認爲賽柯斯爵士可以幫助我們。」賽柯斯爵士的後人也同意他們這麼做，他的孫子說：「這相當令人振奮，他現在是一具屍體，但他可能用某種方式說故事給全世界聽。」挖掘英國貴族遺物需要一些書面手續，這需要兩年時間完成。約翰．牛津必須獲得管理約克教區的教堂法庭、英國憲政事務部、健康與安全執行局的允許。在墳墓前，他們做了短暫禱告，然後科學家們穿著防護衣、戴著氧氣面罩開始工作。當他們挖到棺材時，他們很失望和沮喪，因爲棺材的蓋子不完整了，屍體也已經爛了。在檢測賽柯斯爵士遺體的十七份樣本後，約翰．牛津和他的團隊沒能找到病毒。

美國疾病管制與預防中心、紐約西奈山醫學院、位於馬里蘭州的國防醫學院和美國農業部的科學家，爲復活一九一八年的流感病毒合作數年。在亞特蘭大的一個疾病管制與預防中心所屬的生物安全實驗室裡，科學家們戴著呼吸罩進行病毒的實際構建。雖然流感病毒過去和現在很容易在人與人之間傳播，但要引起疾病，必須吸入流感病毒，所以呼吸罩就足以發揮保護作用。此外，人們認爲科學家們對一九一八年的流感病毒有一定程度的免疫力，因爲在此期間，每年秋季和冬季流感病毒的後代都在傳播。至少，這是他們所希望的。可以肯定的是，那些直接與該病毒打交道的人服用了預防性的抗病毒藥物。

在二〇〇五年，研究團隊宣布他們已經構建出幾種版本的一九一八年病毒。第一種是一個完全的複製品，含有一九一八年流感病毒的所有八個原始基因，能夠感染被試驗的動物（和人類）。該研究團隊還重建僅包含原始八種基因中的一種、三種或五種的病毒版本以用來對照。爲了測試該病毒在哺乳動物中是多麼致命，將一九一八流感病毒噴灑到小鼠的鼻子中，許多小鼠在三天內就死了。這些小鼠肺部含有的病毒量，幾乎是被感染對照版小鼠肺部所含病毒量的四萬倍。如果這還不夠可怕的話，那八個基因複製品的死亡率，比五個基因版本複製品的死亡率至少高出一百倍。隨著更多的檢測工作，很明顯這種強大毒性的原因是血球凝集素的基因，血球凝集素是位於病毒表面並將其附著在我們細胞上的關鍵蛋白質。

科學家們現在至少對一九一八年的流感病毒爲何如此致命已經有了部分解釋，但還有更多東西需要學習和研究。一九一八年流感大流行的臨床特徵之一，是隨著肺部黏膜被侵蝕，患者會出現一種帶血的、帶有泡沫的咳嗽。藉著觀察受感染小鼠的肺部標本，很明顯地，復活的一九一八年病毒能夠吸引稱爲「嗜中性白血球」（neutrophil）的特殊白血球。這些細胞被募集成爲抵抗病毒的免疫反應的一部分，但當他們攻擊人體時，會對健康的肺組織本身產生大量附帶損傷，從而導致繼發性細菌性肺炎發生。長期以來，人們一直認爲一九一八年的一些人的死亡，是由「細胞激素風暴」造成的。細胞激素風暴是指大量的蛋白質分泌，在我們的免疫系統中發揮重要作用。如今有史以來，第一次有證據支持這一理論。

另一個祕密是一九一八年的病毒可在其復活的狀態中存活。該病毒製造的蛋白質之一幾乎與禽流感病毒製造的蛋白質相同。這表示一九一八年的病毒不是由於重組而產生的，也就是說並非在重組過程中，它的一些基因與禽流感病毒株的基因交換了位置。相對地，一九一八年的病毒似乎是一種以某種方式適應人類的鳥類病毒，似乎也在哺乳動物宿主體內存活一段時間，儘管我們還不知道是哪種宿主。一九一八年的病毒與這種哺乳動物交換了一些基因，直到演變成一種極強的殺手病毒。它的表面上只有足夠的、我們的免疫系統無法識別的新蛋白質。其中一種蛋白質叫血球凝集素，來自一種鳥類病毒，會導致人體產生無法控制的發炎反應，在這個過程中破壞其自身的肺組織。而且這種病毒一般在感染肺部幾天後才使患者致命，使它有時間在新的受害者體內複製，然後經由患者的咳嗽傳送到其他人的肺部。

當這種復活病毒在二〇〇五年十月的《科學》雜誌上被披露時，科學家們感到震驚和擔心：發表的論文對復活病毒過程的描述是否過於詳細？科學家分享他們的實驗和結果是標準做法：讓其他人可以複製和驗證最初的實驗，並提高作者的聲譽。但是，如果致命病毒落入壞人之手，有關如何復活這種病毒的資訊難道不會很危險嗎？

新活躍的一九一八年病毒再次引發關於「雙重用途資訊」（dual use information）的爭論。這些新的流感詳情可用於製造疫苗和治療，防止重複爆發，並改善我們的文明健康；或者它們可能被用於邪惡目的：某些政府或恐怖組織可能將流感武器化。大量的科學資訊是雙重用途的，這意味著可以用於爲善或作惡。當物理學家在一九三九年第一次分裂原子時，他們意識到核能既可以用來爲一座城市供電（蓋一座發電廠），也可以用來摧毀一座城市（製造一顆炸彈）。

在流感大流行病毒再造之前，二〇〇二年開始出現另一場雙重用途爭議。美國石溪大學（Stony Brook University）的科學家們宣布，他們利用網路上可搜尋到的病毒圖譜，用郵購購買化學構成物質，從零開始製造出一種脊髓灰質炎病毒（poliovirus）。但是，這些資訊是否也可使某些狂熱分子在無法獲得天然病毒的情況下，複製出脊髓灰質炎？如果恐怖分子利用這種方法製造出一種高傳染性的病毒，比如伊波拉病毒，那該怎麼辦？

試圖解決這一雙重用途問題始於二〇〇五年，當時美國國家科學院任命一個委員會來解決。在經過大量審議和一份名爲〈恐怖主義時代的生物技術研究〉的報告之後，該委員會建議科學界應自行監管。在這全球資訊共享時代，僅僅對在美國發表的論文進行監管幾乎沒有什麼意義，因為作者只會投稿到另一規定不太嚴格的國家的期刊。爲幫助科學家完成自我監管任務，委員會還建議成立一個「國家生物安全科學諮詢委員會」，提供建議和指導。

在二〇〇五年出版「復活」論文的期刊編輯唐納德·甘迺迪（Donald Kennedy），曾經不得不努力解決是否發表論文的爭議。關於如何製造病毒的程序是否會落入壞人手中，並導致在足球比賽、商場，或地鐵人群中大規模傳播？一九一八年病毒的復活，會導致一九一八年大流行的重演嗎？

在發表之前，他徵求美國疾病管制與預防中心和美國衛生研究院官員的意見，他們都支持發表。在最後一刻，美國衛生和公共服務部部長邁克·萊維特（Michael Leavitt）堅持，要獲得國家生物安全科學諮詢委員會批准。該論文在未經批准情況下發布了。甘迺迪堅持他的決定，並指出政府「不能僅因認爲這些發現是敏感的，就下令不發表論文。」❸

科學家們都是一群充滿好奇心的人，現在他們有一個一九一八年的病毒標本來修補。如果他們添加一種流感基因，或移除另一種流感基因，會發生什麼？這種病毒會變得更致命，還是較不致命？在接下來的幾年裡，科學界不僅繼續研究一九一八年的病毒，還研究其他幾種流感大流行病毒，例如，H5N1病毒沒有經由飛沫在人體內自然傳播的能力，但肯定可以藉由在野外發生的自然基因重組過程，演化出這種能力。隨後病毒會像預期的那樣變得更致命嗎？或者病毒內部是否存在一種意想不到的基因相互作用，使其危險性降低？

只有一種方法可以找到答案。二〇一二年，一個國際組織對H5N1病毒進行基因改造，並用它感染雪貂。該病毒很快發生變異，可在空氣中傳播，但令所有人驚訝的是，它也變得不那麼致命了。在另一個實驗中，威斯康辛大學的研究人員採集一種類似一九一八年流感病毒的禽流感病毒，並對其基因進行一點修補，當這種病毒在小鼠身上進行測試時，證明比最初的禽流感病毒更致命。

所有這些修補工作都是在創造出實驗室外不存在的超級病毒，並且可能更容易在

❸：當然有一些科學家仍然不相信處理有活性的一九一八年的流感病毒是安全的，他們認爲我們的獲益將少於從死者身上將此病毒帶出來的風險。理查・埃布萊特（Richard Ebright）是一位在羅格斯大學工作的分子生物學家，他認爲這項研究太危險了。他說：「如果病毒不小心被放出來，這將帶來比季節性流感更強的致死率，每天新聞裡所提到的流感大流行威脅將變成現實。」

不同物種間傳播，不是有著更強毒性，就是對任何流感疫苗更具抵抗力。大多數研究人員堅持認爲，爲了更明確了解流感病毒可能如何演變，所以需要這些「功能獲得型突變」（gain of function）研究，但聯邦政府的看法不同，認爲這些實驗存在安全風險。

二〇一四年十月，白宮暫停聯邦政府對「功能獲得型突變」實驗的資助，以評估風險和收益。一九一八年流感病毒及其後代的許多基因實驗，都因科學界對繼續進行下去是否明智的爭論而中止。疫苗研究員彼得．黑爾（Peter Hale）認爲暫停是個好主意。「政府終於做了正確決定，」他說，「這是我們一直在等待和爭取的。今晚我會睡得更好。」

其他人則認爲暫停是不必要的，這會阻礙一些重要的研究。這種情況一直持續到二〇一七年一月，當時白宮發布新的研究指南。任何涉及創造新病毒的實驗都需要一個外部專家小組審核，且研究人員必須嚴密進行。但是這些指導方針並沒有得到實施，因此對「功能獲得型突變」研究的禁令仍然存在。隨後，政府在二〇一七年十二月解除該禁令，此舉令許多人感到意外。政府發布一套全新規定，指示有關流感、SARS、伊波拉和其他危險病毒研究的資助決策。這些規定也包括對具有「功能獲得型突變」的病毒的研究，隨著這些規定發布，美國衛生研究院立即取消對資助這類研究的禁令。

多虧胡爾汀和陶本伯格，我們現在知道了一九一八年流感病毒的詳細資訊，包括其基因構建模組的序列。然而陶本伯格認爲我們還有很長的路要走，他指出，我們仍然不知道爲什麼某些哺乳動物會受流感病毒株影響，而有些不會。我們仍然不知道「一九一八病毒」是否是現有流感病毒的基因重組，所以突然變得致命，還是一種不知從何而來的新型病毒。我們仍然不知道爲什麼一九一八年的流感病毒對於年輕人來說特別致命，而年輕人通常對這些感染是最有抵抗力的群體。我們仍然不知道一九一八年流感大流行後的幾年裡，流感病毒發生了什麼——去了哪裡，以及爲什麼變得不那麼致命。儘管我們已獲得許多新資訊，卻有更多未知有待釐清。

陶本伯格，這個對流感了解得比任何人都多的人說道，「二十年來，我一直在認眞思考有關流感的問題，不過我一無所知。」

Chapter 6

預測流感：

大數據、直覺，和公民參與

Data, Intuition,
and Other Weapons of War

在急診室，我們關注的並非關於流感病毒的諸多未知因素。光是處理躺在輪床上的流感病人，便足以讓我們手忙腳亂的了。急診醫師關注的問題包括：出現咳嗽、疼痛和打噴嚏等症狀的病人是否患有流感？需要採用藥物治療嗎？需要讓病人住院嗎？

大多數急診醫師，包括我自己，通常都不願爲患者進行流感快篩，而是依據患者的描述和症狀。如果患者有發冷、流鼻涕、身體疲憊、發燒和盜汗症狀，如果他覺得像被車碾過那樣疼痛，如果時值深秋，而且他的室友在一周前有同樣症狀，那麼他很可能患有病毒性流感，或非常相似的疾病。這一診斷自有其合理性，因爲大多數醫師都記得他們在醫學院所學的內容：如果檢測對診斷沒有太大幫助，那就不用花時間檢測。

幾乎所有我在急診室接診的流感患者都無需住院，只須建議他們服用一些非處方藥來控制發燒和身體疼痛，並且多休息、多喝水。假如檢測只是用來驗證我的診斷，這表示根本不會對我診斷後的醫囑有任何影響。如果實際上不是流感病毒在作祟，而是十幾個導致類流感（influenza-like illness）的病毒中的一個，結果也是相同的，患者仍然無需住院，仍然需要服用泰諾或美林（motrin）治療發燒和身體疼痛，仍然需要在家休息並多喝水。既然如此，我幾乎從不進行流感快篩，其結果對於我治療病人的方式沒有任何變化。基於這些原因，不進行流感檢測通常是良好的臨床實踐。

即使醫師進行流感檢測，檢測結果也只能顯示該患者的情況，不能向當地衛生部門說明有關流感病例數量。而關於流感病例數量的資訊非常重要，因爲只有獲得該資訊，才能在社區面進行計畫，並在必要時採取關閉學校等特殊措施。爲此，需要報告每位患者的資料，這本身便是一項艱巨挑戰。

資料蒐集依賴醫院及其工作人員的配合，除了業已繁重的工作量外，他們還必須審查當天的工作並填寫表格，記錄他們治療的流感病例數量。是否會一直報告病例數量？報告是否及時、全面？會否存在重複統計？如果流感患者先在急診室就診然後住院，應將其計入急診室統計資料，還是住院病人統計資料（或同時計入兩者）？此外，應由誰填寫表格，護士？醫師？醫師助理？與所有檢測一樣，流感檢測需支付檢測費、實驗室材料費，以及技術人員將結果輸入電腦的人工費。爲監測目的而對全國成千上萬名患有類流感疾病的人進行流感檢測，可能會花費數百萬美元。

許多州請求（但不要求）診所醫師、兒科醫師、內科醫師和緊急護理診所追蹤具類流感症狀的患者數量。在加州，約有一百五十家醫療機構這樣做；但在具有近二千萬人口的佛羅里達州，只有四十三家醫療機構加入流感追蹤系統。美國疾病管制與預防中心建議一家醫療機構爲每二十五萬人提供資料，因此佛羅里達州僅有獲得有用統計資料所需數量的一半。僅依靠醫療保健提供者的合作和志願精神，則意味著他們提供的流感資料有時可能缺乏及時性或完整性（他們可能已經難以滿足患者護理的需求）。從某種意義上來說，我們獲得的是一些拼湊的資訊，對於整體規畫毫無用處。

在平均八小時的急診室輪班中，我會接診三十到五十名（在秋季和冬季，數量可能會增加十名或更多）出現流感症狀的新患者：咳嗽、發燒、身體疼痛和發冷、疲勞和出汗、流鼻涕以及喉嚨痛。一些患者可能只出現其中一種症狀，而其他患者也可能出現嘔吐，或者可能只是嘔吐。

如果要求我估計這些病人中有多少人患有流感，我應該報告疼痛、發冷、發燒三種症狀都有的患者，還是僅報告患有疼痛、發冷、發燒三者之一的患者？如果他們出現發燒和嘔吐，但沒有身體疼痛？如果沒有實驗室檢測來診斷導致病人患病的確切病毒，我便無法確定病人是否眞正患有流感，還是患有導致流感症狀的諸多類流感疾病中的一種。臨床判斷只能使我做出相當不精確的最終診斷。如果我做出病毒性流感的診斷，該診斷可能只是偶爾正確。就病人護理而言，這種做法並無不當之處，但如果目的是蒐集有關流感季節嚴重程度的資料，那麼這種做法則不可取。

很多病毒都可以讓人生病。鼻病毒可以引起普通感冒，輪狀病毒會導致噁心、嘔吐和腹瀉。腺病毒會導致結膜炎、咳嗽、流鼻涕和身體疼痛。呼吸道融合病毒（Human Respiratory Syncytial Virus）通常會感染幼兒，導致他們發燒、咳嗽和流鼻涕。但這些都不是流感病毒，而我們僅僅想要追蹤流感病毒。如果不進行檢測，診所醫師便無法得知哪種病毒導致病人出現的症狀，不過這一點對患者來說無關緊要，因爲所有病毒的治療方式都是一樣的，不需進行昂貴的檢測。但如果你是一名流行病學家，並且想要預測下一次流感疫情會在何時何地爆發，就必須追蹤流感病毒。我們不能依賴對流感的臨床診斷，因此必須使用實驗室測試來區分類流感疾病，和眞實的流感病例。

在急診室，基於以上概述的種種原因，我幾乎從未採用過篩檢棉棒，但我的同事有時想知道病人的「感冒」是否眞的是流行性感冒，因此我會對患者進行採樣——使用小工具來回答大問題。

但有時資料蒐集可能會產生反作用。一九九二年夏天，阿拉斯加費爾班克斯市的公共衛生實驗室，從一名診所醫師辦公室那裡收到九個陽性流感篩檢棉花棒。這些棉花棒全部來自九歲以下兒童，但由於兒童在流感季節往往首先發病，因此這並不奇怪。但不尋常的是，這些病例出現在流感季節以外的夏季。病例的上升引起美國疾病管制與預防中心注意，該中心向費爾班克斯派遣一名工作人員，試圖確定這些病例是否可能意味將爆發新的流感疫情，這名工作人員便是阿里．汗（Ali Khan），現任內布拉斯加大學醫學中心公共衛生學院院長，當時是一名爲美國疾病管制與預防中心工作的醫學流行病學家。阿里擔心該流感可能是一種大流行流感病毒，畢竟一九一八年流感大流行出現了兩波，其中第一波異乎尋常地出現在春季和夏季。

人們從未聽說過一九九二年費爾班克斯流感疫情，因爲根本不存在。阿里之所以被派往阿拉斯加，是因爲這位醫師有些過於謹慎，他對每名流鼻涕患者進行流感採樣。一般來說在夏季流感的發生率很低，該醫師的小心檢測僅反映了通常的流感病例數量，且資料僅來自這名醫師。總體而言，流感病例並未超出平常數量，這場虛驚完全是由資料導致的。

在當今時代，可以透過Google搜尋獲得許多問題的答案。我該去哪吃飯？飛往聖塔菲的機票是多少錢？「你有感冒藥嗎？」怎麼翻成法文？

我得流感了嗎？

請用Google搜尋答案吧。在不到一秒的時間內，將有超過一百五十萬條結果出現在你的網頁。你可能會看到由泰諾贊助的網頁資訊：「感覺身體不適？你所在的地區流感病毒非常活躍。」你也可能會發現醫療資訊網站WebMD的連結：「流感還是感冒？幫你了解兩者區別。」在更早的時期，比如二〇〇八年冬天，Google會利用你提出的關於流感的問題，這些問題將成爲Google對流感正在何時何地傳播的回答。

Google進行流感預測的嘗試，始於二〇〇八年的一項新服務：Google流感趨勢（Google Flu Trends）。首先，Google回顧過去五年中已經完成的數十億次搜尋。在美國，每年至少有九千萬成年人在Google搜尋醫療資訊；Google搜尋了與流感相關的查詢（例如「咳嗽」或「發冷」），並將其與美國疾病管制與預防中心的流感歷史資料進行匹配。然後，Google利用這些查詢來預測未來可能發生的情況。例如二〇〇八年一月二十八日，關於流感的查詢數量在Google流感趨勢上飆升。兩周後，美國疾病管制與預防中心報告指出，流感感染病例出現上升。

矽谷提供即時流感資料的能力遠超過醫院、科學家和醫療官僚機構。如果其演算法準確無誤，那麼Google流感趨勢可以幫助政府和醫療業做好準備，並在流感季及時做出反應。

在預防或遏制流感爆發的工作中，一項重要任務便是準確找出患有流感的病人。正如我們所見，這項任務遠比聽起來要複雜得多。Google流感趨勢似乎是一種解決方案，或者至少是一種使用大數據的強大工具，其提供了護士和醫師無法蒐集——更不用說處理——的資訊的深度、廣度，和複雜性。電腦利用簡單的Google搜尋來完成相當複雜的任務：估計流感造成的影響，情況看上去亦似乎如此。

有段時間Google流感趨勢紅極一時，它預測了加拿大、澳洲和幾個歐洲國家的流感，並得到抗病毒藥物銷售資料的證實。然而二〇〇九年卻出現問題，Google流感趨勢低估美國A型流感爆發的風險。Google的演算法已經更新，包含更多與流感直接相關的關鍵字，以及更少的與其併發症有關的關鍵字。此次問題成爲未來更多事件的先兆。二〇一二年冬天，Google流感趨勢遭受致命一擊。

那一年，美國流感季出現一種相當致命的病毒，導致發病率及死亡率均高於正常情況。但當流感季結束時，人們發現Google高估了已經很高的流感感染數量，其偏差超出實際値的五〇%。

是哪裡出了問題？也許Google的演算法過於笨拙，必須每年重新校準，因此從未達到應有的精確度。或許這個問題更具根本性，而且與Google自身有關，畢竟Google的核心使命不是提供關於流感流行程度的最佳資料，相反地，Google是一家把追求利潤放在首位的公司，其核心商業模式主要是透過強大搜尋引擎產生廣告收入。在具有較大影響力的《科學》期刊中，有人聲稱Google對演算法進行的一些調整，是爲了改進其商業模式，而這是以犧牲預測準確性爲代價。❶

也許很多人在Google搜尋與流感相關的詞彙並不是因爲他們生病了，而是因爲害怕生病。這些「焦慮不安」的網路用戶從未生病，但他們的搜尋仍然成爲Google資料集的一部分。記得二〇一二年流感的形勢尤爲兇猛，媒體報導了其嚴重程度，紐約宣布爲突發公共衛生事件。也許這些因素增加了利用Google搜尋「流感」的人數，但這當然不等於感染流感的人數。最終，Google流感趨勢至少在一個方面非常準確：量化其用戶對流感關注度的高峰和低谷。

但在這一切的背後可能是人們的狂妄自大。透過大數據，人們確實能夠前所未有地具體觀察數百萬個資料點（data point），但這些資料點並不總能反映出基層的準確情況。在二〇一六年總統選舉中，幾乎每個資料點都顯示希拉蕊會獲勝。另一例子便是波士頓的「減速帶」（Street Bump）應用程式，其使用智慧型手機內建的加速度計，來檢測路面坑洞。波士頓市政府透過群眾外包來了解坑洞的位置，波士頓市民會自動發送有關其位置的資料。然而該應用程式收到的坑洞處資訊僅來自年輕、富裕的車主——那些通常會使用「減速帶」這種應用程式的人。儘管具體資料蒐集非常完整，但並沒有反映出波士頓所有坑洞的位置，正如民意調查沒有反映出希拉蕊在密西根州、威斯康辛州和賓州獲得選票的情況。實際情況其實是更爲廣泛且複雜。

這是否意味，如果沒有更傳統和經過驗證的方法的支援，先進技術便毫無價值？

---

❶：或許正如一組研究者所認爲的，「產生資料的演算法（以及隨後的使用者利用率）已經被服務的提供商修改了，以滿足他們的商業模式。」

在一九一八年流感大流行後九十五年，雖然科技經歷日新月異發展，但我們仍然不能準確判斷感染流感病毒的人群。也許綜合使用傳統工具和創新技術——咽喉棉棒和演算法——可以讓我們有效識別感染人群並遏制流行病。

於一九八四年，創立首個電腦化流感追蹤專案的法國流行病學家艾倫—雅克・瓦萊隆（Alain-Jacques Valleron）表示，「今天，人們很難想像沒有現有系統就可以進行疾病監測。新系統過分依賴舊的現有系統，以至在沒有它們的情況下便無法運行。」

有些人預測，Google將再次更新Google流感趨勢並改進其演算法，但在二〇一五年八月，其流感團隊卻發出一封告別信。他們停止網站更新，並開始「授權一些機構」，例如大學的公衛學院和美國疾病管制與預防中心，使用資料來構建自己的模型。

基於以下幾個原因，我們需要監測流感患者數量。如果沒有準確的統計，就無法追蹤流感的進展和消退。衛生部門需要準確的數字以做好準備，無論是要儲存疫苗，還是向民眾提供有關流感風險的建議。疫苗生產商回顧流感患者數量，以確定當年的疫苗是否夠用。此外，了解某一年盛行的確切流感病毒，對於預測下一年將要盛行的流感病毒至關重要。那麼，如果大數據和科技技術無法統計流感患者數量，又有什麼方法可以實現目標？

大概在Google流感趨勢推出的同時，由愛荷華大學的佛瑞斯特．尼爾森（Forrest Nelson）領導的經濟學家團隊，嘗試一種不同的方法來估算流感影響。尼爾森花了數年時間，研究預測和經濟重疊的邊界：股市。當我們購買一家公司的股票時，我們相信它將會發展壯大，超越競爭對手，並產生利潤。相信這家公司未來將會成功的人越多，其股價就會越高；相反地，如果我們認為一家公司經濟前景黯淡，將來不會成功，其股價將隨著股東的爭相出售而下跌。

尼爾森將股市預測應用於政治面向上，用於預測選舉結果，之後將目標轉向流感。他能利用迥然不同的專業知識，來預測流感病人數量嗎？這個問題，催生了愛荷華州流感預測市場（Iowa Flu Prediction Market）。尼爾森希望從該州眾多精通流感的人中選擇人選：護理師、校長、藥劑師、醫師和微生物學家。他希望他們能協助提供資訊，了解流感面貌，並預測未來的流感患者數量。

當二〇〇四年一月，該專案剛開始啓動時，尼爾森邀請五十二位不同背景的醫護人員扮演交易員。他獲得一筆補助金，並給每名交易員五十美元。利用這筆資金，他們根據美國疾病管制與預防中心後來發布的一份展示流感活躍情況的地圖，購買和出售期貨合約（contract）。例如，你可以在一月分購買二月第一周的合約，該合約顯示在愛荷華州有廣泛流感活動，並在美國疾病管制與預防中心的流感地圖上以紅色顯示。或者根據你掌握的所有資訊，你可能認爲流感活動範圍只是零星的（在地圖上以綠色顯示），那你就可以購買該種顏色的合約。一份顯示與美國疾病管制與預防中心最終發布的實際流感活動的合約，價值一美元；而其他合約則毫無價值。

愛荷華州流感預測市場延續了幾個流感季，並在早期取得一定成績。它對美國疾病管制與預防中心公布的官方流感患者數量的正確預測率達九〇%，儘管在進行進一步預測時該數值有所下降。但這項方法也不是沒有問題。例如難以找到足夠對該專案感興趣的醫師，大多數醫師告訴尼爾森他們根本沒時間進行交易。而且專案資金不足，尼爾森無法再提供現金。因此，他採用了「流感幣」的虛擬貨幣形式，並繼續該專案的運作。但那些參與該市場的人似乎厭倦使用虛擬貨幣，導致參與率下降。尼爾森合作的一位研究人員去世了，另一位轉移到其他研究領域；二〇一二年，愛荷華州流感預測市場停止交易。

當我採訪尼爾森時，他已經退休，正在享受德州奧斯丁市的溫暖氣候。他承認經營流感預測市場在時間和金錢方面的成本都很高，而且他對沒有獲得醫學界更大支持感到沮喪。但他從不認爲預測市場會取代傳統流感監測，相反地，預測市場可以作爲補充，爲公共衛生官員提供另一個資料點。而且和所有父母一樣，他仍爲自己的「寶貝」感到驕傲。

Google搜尋和醫師的報告都流向美國疾病管制與預防中心下屬的一個機構：位於亞特蘭大的國家呼吸道疾病暨免疫中心。該中心包含流感部門，該部門三百名工作人員必須使用手邊的資料預測、追蹤、推薦流感治療方案；其中一些資料有用，一些存在缺陷，還有一些是兩者兼而有之。

該部門依賴於臨床實驗室（如我所在的位於華盛頓特區的醫院的臨床實驗室），以及公共衛生實驗室（如位於費爾班克斯的）的工作。每周，美國各地約兩千名醫療服務提供者——護士、醫師以及他們的助手——會塡寫一份表格，向美國疾病管制與預防中心報告他們接診的患有類流感疾病的病人數量。這項來自對抗流感前線的報告頗爲耗時，但價值很高，不過其在資料品質方面存在明顯局限。要記得，一名醫師可能會報告「流感」，而另一名看到類似症狀的醫師可能會報告「發燒」或「腸胃炎」或「病毒綜合症」——這些都是類流感疾病。當需要匯總數字並向美國疾病管制與預防中心報告類流感疾病活動時，電子病歷可能包括這些診斷中的部分或全部，或根本不包括其中的內容。

美國疾病管制與預防中心還依靠醫院實驗室，報告其進行的流感檢測數量，以及其中陽性病例數量。各位可能認爲這些資料比檢查電子病歷更準確，但這裡的流感眞實發生率也可能會有所不同，具體取決於哪些患者進行檢測，以及診所和醫院的位置。只有在治療病情嚴重的患者或患有癌症、愛滋病或其他併發症患者時，有些醫師才會進行檢測。在這種情況下，進行檢測的患者總數是有限的，但陽性病例數量很高。或者可能得到相反結果：其他醫師——即使是在同一家醫院，他們會對許多患者進行檢測，而不僅是患有慢性疾病的患者，在這種情況下，樣本量將會非常大，而流感陽性病例的數量相對較少。在這兩種情況下，這些數字僅包括那些選擇就診的病人，以及選擇對患者進行檢測的醫師。美國疾病管制與預防中心必須應對這些不完美的、有時相互矛盾的資訊。

而且我們在這個過程中完全是被動的。這些數字只能說明已經發生的事情。蒐集資料以及向公眾報告資料之間的時間間隔，可能是幾天、幾周，或更長的時間。這些資料或許能夠表明流感影響（在特定地方的影響），但它落後於流感的流行程度——即實際的流感肆虐程度。其指明流感在過去的狀態，但並未指明流感在目前，或將來的狀態。例如，如果我在十一月的第一周接診三名流感患者，第二周九名，第三周三十名，那麼我可以合理地估計，在十一月最後一周，我接診的患者可能會多達七十名。基於此，我會為疫情爆發做好準備。但這些資料可能根本無法預測患者數量的增長，也許流感疫情在第三周達到高峰，之後新病例數量將開始下降。如果事實真是如此，那麼我的準備便毫無意義。

而這正是當前正在發生的情況。二〇一八年一月的前幾周，確診的流感病例數量突然大幅增加。患者數量已經達到頂峰還是會繼續攀升？沒人知道。與此同時，媒體繼續將資料解讀為流感大流行，忘記二〇〇九年豬流感的教訓。當那一次疫情結束時，實際流感死亡人數低於尋常的流感季。

統計和預測流感活動的難度巨大。Google流感趨勢的嘗試以失敗告終，而現已解散的流感預測市場並未提供獨到見解。來自診所和實驗室的資料不完整，有時具有誤導性。那麼還有什麼可行方案？

一種方法是完全跳過醫院和醫師的資料，更著重關注患者群體。因爲只有少數具有類流感症狀的患者，會諮詢他們的醫師或前往當地急診中心就診，所以必須找到一種方法來找出那些留在家中，或只是購買非處方藥的大多數患者。像來德愛（Rite Aid）或CVS這樣的全國性連鎖藥局，存有關於前一天或前一周銷售的流感藥物數量的資料。這些資料具有即時可用性，精確度幾近完美，它不依賴診斷的主觀判斷或進行流感檢測的決定，而是當流感正在發生時，將掃描所購藥物的收銀機與購買的產品資料庫聯繫起來。它並不區分眞正的流感和類流感疾病，但兩者發生的機率通常是一致的。

事實上，紐約市衛生局已經採用這種策略來快速檢測流感爆發。該部門在這方面的工作始於一九九六年，當時的重點是監測導致胃腸炎的水媒病（waterborne disease）。該專案首先接收的是關於止瀉藥銷售的周報告，並很快擴展到追蹤類流感疾病的藥物。紐約市衛生局任務艱巨，因爲該局估計至少有四百種不同感冒藥物在藥局販售。幸運的是，該局能夠將藥物範圍縮小到最常用的五十種左右，這些藥物的描述中含有「流感」或「咳嗽」等詞語。該專案還即時地收到資料，幾乎所有藥局都在第二天向衛生局報告銷售情況。

但當紐約市衛生局審查其在三年內是否能有效提前預測流感爆發時，績效卻令人感到失望。儘管藥物監測系統反映了秋季和冬季流感病例的自然上升和下降，但無法檢測出任何早期的流感爆發訊號。也許人們在流感發生前提前購買藥物，但之後流感並未發生；也許同一家庭的多位成員使用同一種藥物，因此買了一包藥不代表只有一名病人。不管是什麼原因，這種方法——在早期使用大數據檢測流感是否爆發——仍然沒有奏效。儘管如此，紐約市衛生局最近加強藥局監控專案，目前對感冒和流感的非處方藥和處方藥均進行監測。這些措施還擴大到曼哈頓以外的藥局，紐約市衛生局目前能夠掌握皇后區和布魯克林區購買止咳糖漿或感冒藥的居民數量。

馬里蘭州想出另一種涉及公衆的主意。二〇〇八年，該州招募一支由公民組成的流感追蹤隊伍。因爲「馬里蘭州居民流感追蹤調查」（MRITS）專案的實施，公民可以自願在由該州健康與心理衛生局主辦的網站上註冊。他們每周回答一次幾個關於他們，或其家庭成員是否有類流感症狀的簡單問題。這些資料直接來自民眾，而且僅只憑藉症狀是否存在，因此無需分析流感藥物銷售量，或在實驗室發現的流感病毒檢測呈陽性的患者數量。在第一年，超過五百名馬里蘭州居民報名參加該專案，近一半民眾每周回覆一封提醒郵件。從那時起，該專案的參與者已增加到二千六百多名。❷

我便是其中之一，我每周都會收到一封郵件。如果我家中沒有人咳嗽、發燒或喉嚨痛，那麼我只需點擊一個簡單連結，兩秒鐘便可完成。如果家庭成員具有類流感症狀，所需時間會長一點。然後，「馬里蘭州居民流感追蹤調查」會詢問具有類流感症狀的人是否尋求治療，在他們生病前一周是否旅行過，或者是否因此錯過他們的日常活動。

雖然並非每個人都記得填寫每周報告，但產生的資料與其他監測方法的資料非常接近。例如，在二〇一四年至二〇一五年馬里蘭州流感季期間，專業醫護人員自發報告的類流感疾病症狀發生率為一・六%；該州急診室報告的發病率為二・三%；由公民參與的馬里蘭州居民流感追蹤調查報告的發病率，恰好處在前面的兩個數值之間：

一·九%。

不過，馬里蘭州居民流感追蹤調查系統具有我們以上討論的同樣局限。居民報告的症狀並非僅由流感引起。積極參與該專案的是那些熱心居民，他們以某種方式了解到這項調查，線上註冊並每周報告家庭成員症狀。這個自願參與的流感觀察者群體在總人口中的典型程度如何？他們與波士頓市「減速帶」應用程式的使用者相似嗎？與馬里蘭州其他人群相比，該群體罹患類流感症狀的機率更低還是更高？

我們不知道這些問題的答案，但我們知道，有些公民除了報告症狀之外，還採取更多的行動。他們太熱中於研究流感，以至將其當成職業，一種業餘調查和學習的途徑。網路上不乏關心流感的組織。有些是由持續提出具體觀點與見解的單一部落客開設的部落格，有些部落格則只提供關於流感的具體資訊，而不做任何價值判斷。他們能否實現一些大型科技公司和龐大官僚機構無法做到的事？

---

❷：參與者人數來自於與史蒂芬·史丹利（Stephen Stanley）的郵件往來，他在馬里蘭衛生局工作，二〇一八年四月二十七日提供。

雪倫·桑德斯（Sharon Sanders）是「流感追蹤者」網站（FluTrackers.com）主編，她在位於佛羅里達州溫特派克市的家中辦公。該網站雖然並不精緻但規模龐大，有數十個聊天論壇專門討論流感和其他傳染病。二〇〇五年夏季期間，小布希總統讀了一本關於流感歷史的書，桑德斯大約就在那時開始構思建立該網站，而其外觀和設計自此以後並未發生太大變化。桑德斯沒有醫學背景，但很多年前在她看到美國有線新聞網醫學記者桑傑·古普塔（Sanjay Gupta）的電視片段後，便開始對流感著迷。古普塔剛剛採訪位於亞特蘭大的美國疾病管制與預防中心，並解釋流感疫情的周期性特徵。桑德斯之前沒有聽說過周期性流感疫情，加上她生性好奇，想了解更多相關資訊，因此用Google進行搜索（如果她在幾年後進行搜尋，其搜尋紀錄會被Google流感趨勢採用——儘管她並未染上流感）。

她找到兩個討論網站（現已廢站），即Flu Wiki和CurEvents，人們在這些網站上針對流感大流行的各個方面進行嚴謹討論：準備工作、醫護工作者、一九一八年流感大流行資料、醫學因素和傳統醫學。桑德斯回憶起一次關於遷徙野鳥是否會傳播流感的激烈討論。根據討論者是野生動物支持者還是具科學背景等因素，他們形成不同的派別。然後情況變得糟糕，討論主題後來轉變爲購買槍支用於個人保護，以及其他與流感無關話題。桑德斯對此忍無可忍，但到此時她已經迷上流感這個話題。

「很明顯，打造更加嚴肅的網路環境的唯一途徑是，建立新網站，」她說，「而這正是我們所做的。」她與從CurEvents認識的一些人成了網路好友。二〇〇六年二月，她與兩位同道中人——一名軟體工程師和一名植物學家，一起推出「流感追蹤者」網站。桑德斯表示：「我們實際上都只是關注流感問題的普通公民，沒有任何醫學背景。」❸

我支持民眾加入流感監測活動，但對於像桑德斯的網站這樣的大型專案，是不是應該實施一定的品質控制呢？桑德斯有自己獨特的觀點，認爲在公眾中找出她所謂的「尚待發掘的人才」大有裨益。桑德斯的網站上展示的是美國疾病管制與預防中心、世界衛生組織發布的最新流感資訊。她說：「我們的規則很簡單，禁止互相抨擊、言

❸：「流感追蹤者」歷史和資訊相關的引述和資料，來自與桑德斯的電話採訪，以及和他後續的郵件往來。

論暴力、討論政治問題，以及宗教辯論。應尊重他人。我們像是一家精品店，供少數希望探索疾病傳播，尤其是流感的網友使用。我們以認眞態度進行探討，而且樂在其中。」

在網站成立的幾周內，幾位科學家也加入，其中大多數保持匿名狀態，桑德斯可以從他們的郵件地址確認他們的資歷。他們發布了他們認爲其他人可能會喜歡的新聞和科學論文。負責報導流感的記者也加入，但幾乎都使用假名。當時（現在也一樣），保持匿名狀態對於訪問該網站和許多其他網站的人來說極爲重要。已停止運作的Flu Wiki網站創始人在很多年裡一直保持匿名。現在，幾乎所有登錄「流感追蹤者」的專業人士和新成員都是匿名的。

隨著時間推移，網站訪問量不斷增加，因此「流感追蹤者」將重點擴展到其他傳染病。追蹤流感疫情只是該網站的一項任務，它還提供最新學術論文、會議紀錄，和專家演講。但最大的一個亮點是其全球覆蓋範圍：該網站在二〇一七年前十個月內的頁面流覽量接近一千八百萬次。一千八百萬次！人們竟然如此關注流感！「流感追蹤者」不僅蒐集資訊，還教育大衆如何使用這些資訊。由於擁有如此龐大的用戶群體，該網站甚至被邀請參加美國衛生及公共服務部舉辦的桌上模擬演習（tabletop exercise）。這些演習展示在流感大流行期間，線上媒體該如何向公衆傳播資訊。對於一家只關注流感資訊的網站來說，這是一項很大的成就。桑德斯也這麼認爲，她坦誠地表示：「我知道一個只存在網路空間的業餘愛好者志願團體表現得如此突出，似乎不太可能，但經過這麼多年，我們確實做到了。」

「流感追蹤者」翻譯許多外國新聞稿，並被美國疾病管制與預防中心、世界衛生組織和許多其他機構採用。在一封郵件中，桑德斯告訴我，「許多美國政府機構每天都會登錄流感追蹤者，看看我們有什麼發現。」由於其大部分成員具有國際性和基層性，因此該網站通常能夠搶先在規模更大、但靈活性更低的組織之前報告疫情爆發。桑德斯「專攻」中文和阿拉伯語資料，依靠機器翻譯進行解讀。她還學會尋找各個國家特有的流感活動指標，在媒體受到嚴格控制的國家，尤其需要這種做法。例如桑德斯曾經發現，在埃及某省分，醫護人員正挨家挨戶分發關於H5N1流感的小冊子，這可能表示該處流感病例增加。桑德斯還追蹤「異常頻繁」的報導，這些報導稱埃及的家禽養殖場被電氣火災所摧毀。由於政府沒有賠償養殖戶因禽流感造成的養雞損失，她懷疑——儘管沒有確鑿證據，一些養殖戶故意製造火災以獲得保險賠付，並保護自己免於破產。僅在一個省分，一天內便發生三起家禽養殖場火災事故。因此，埃及媒體報導的家禽養殖場火災事故越多，禽流感疫情上升的可能性就越大。

「流感追蹤者」對諸如此類的指標特別感興趣，因爲可能提供關於何時會發生新流感疫情的線索。桑德斯將這項研究，與美國疾病管制與預防中心或世界衛生組織的流感報告進行比較，這些報告顯示流感曾經發生的地點，但沒有指明流感可能將會在哪裡發生。當然也有可能出錯，但她已經學會接受錯誤。「我們可能犯錯，」她說，「但我們的工作態度卻是非常認眞的。」

雖然「流感追蹤者」沒有事實查核員，但發布任何文章都需提供原始新聞來源連結，除非這樣做反而具有危險性。對於那些在埃及和中國等國家、向該網站上傳資訊的人來說，這種危險性是眞實存在的，因爲這些國家的新聞媒體受到嚴格控制。

桑德斯告訴我，與許多關注傳染病的部落格網站不同，她的網站是非政治性的，沒有任何意圖，只是向公衆提供資訊。而大衆獲取這些資訊的成本僅爲每月五十美元的上網費。令她非常自豪的是，該網站沒有從企業、政府，或別有意圖的人那裡取得資金。

對於是否會很快爆發類似一九一八年流感大流行那樣的疫情，桑德斯尚未做出定論。她指出，人源化新型流感病毒（humanized novel Influenza）比以往任何時候都多，但尚不清楚這是否預示會爆發新流感疫情。令她感到驚訝的是，在東南亞發現的新型禽流感病毒尚未造成流感大流行。恐怖的是，其中一些病毒致死率超過五〇％。對於美國在過去十年間對流感大流行預防工作缺乏關注的做法，桑德斯持批評態度，並對許多流感專家從公部門退休的情況感到悲傷。這導致人們缺乏流感知識，因此她擔心這將嚴重降低聯邦政府未來爲應對流感大流行而採取的措施的有效性。

「流感追蹤者」令人印象深刻，但存在局限性和監督問題。該網站報告了「疑似」發生流感的地方，但並非總是能夠報告「確認」發生了流感的地方。公共衛生領域的工作人員面臨的挑戰是，如何處理該網站蒐集的大量資訊。肺炎報告是否表示流感感染的併發症有所增加？如果埃及媒體報導家禽養殖場火災事故增加，我們應如何針對這些資訊採取行動？我們是否應針對最近一次爆發的禽流感疫情來生產更多疫苗？還是應該在加快疫苗生產之前獲取更多資料？我們眞正能夠從資料點獲得的訊息量是有限的，它們通常只會產生更多問題。

例如美國疾病管制與預防中心或世界衛生組織這類機構，仍是比較每年流感資料是上升或下降的最佳機構。這些資訊以及疫苗接種數量，也爲我們衡量預防工作的成功度提供依據。依據統計速度快慢，州或市政府當局可能會利用這些資料，研擬衛生官員向公衆發布的資訊內容。

儘管如此，我們仍然沒有準確方法衡量每個季節有多少流感病例。我們不能僅依靠Google這樣龐大的資料驅動型公司來爲我們解決問題，也不能只依賴以公民爲主導的專案，甚至連美國疾病管制與預防中心的資料也有局限。流感病毒是一種最原始的有機體，但我們的先進技術似乎對其毫無作用。我們甚至無法回答關於流感的一個最重要問題：爲什麼流感患者數量，隨季節變化而改變？

Chapter 7

流感預報：超前部署，可能嗎？

Your Evening Flu Forecast

我第一次聽說「滿月效應」（full moon effect），是在波士頓接受急診醫師培訓的時候。該理論認爲，與月亮漸圓或漸缺時相比，在滿月時急診室會接到更多有精神問題的患者。人類很早便了解了心理健康與月亮之間的關係，英語的「瘋子」（lunatic）這個詞源於拉丁語lunaticus，意思是「被月亮擊中」。「滿月效應」甚至成了學術研究主題。至少有五個研究團隊探究月相與到急診科就診的患者數量間的相關性，但是未發現兩者間存在關聯性的任何證據，然而不爭的事實是，在滿月時被救護車送往急診室的患者數量異常地多，急診室工作人員也格外忙碌。

但是急診室的工作節奏和忙碌程度是可以預測的。直到臨近中午之前，急診室通常都很安靜，最繁忙的時間是從中午到晚上十點。如前所述，在感恩節和耶誕節當天，很少有患者就診。而黑色星期五則恰恰相反，急診室裡人滿爲患。當我在市中心的急診室工作時，夏季是傷人事件的高發季節，由於戶外活動較頻繁，人群聚集的地方增多，飲酒量也隨之上升。在我縫合一位胸部有刀傷的患者時，他告訴我：「如果天氣熱到進入『燒烤模式』，會讓人熱得想拿刀捅人。」

流感同樣是可以預測的，而這也是其神祕之處。流感的爆發極具規律性，但我們並不了解其中原因。流感在秋季和冬季出現，然後像冬眠的熊一樣在春天消失不見。

其他傳染病也有季節性，脊髓灰質炎疫情在夏季出現；麻疹病例數量也會隨季節而變化。藉由接種疫苗，這些疾病幾乎已被根除，但流感仍是一種頑疾，可以使我們陷入一種虛假的安全感中。在一九一八年流感大流行的初期，便發生這種情況。

一九一八年九月，《美國醫學會雜誌》指出，在美國的幾個城市和許多軍營都爆發一種新的、更具毒性的流感。專家建議人們保持冷靜，因爲此次爆發似乎遵循了過往的流感模式，而且第一波疫情已經幾乎從盟軍部隊消失。由於流感具有季節性，因此將在春季消失。

《美國醫學會雜誌》指出，「此次流感不應該引起更大的重視，也不應該引發比普通流感所造成的更大恐懼。」[1]一九一八年流感大流行的模式具有流感典型特徵，但造成的死亡人數卻異常之高。

爲什麼會有流感季？爲什麼夏天患流感的機率很低？長期以來，人們一直懷疑流感的傳播取決於氣候。例如一些科學家認爲，空氣在大氣層外緣流動的方式可能會影響流感的季節性特徵[2]，使更多病毒顆粒擴散到我們呼吸的空氣中。除了大氣變化之外，其他研究人員還關注了濕度對流感季節性的影響。

值得注意的是，流感並非在所有地方都存在季節性特徵，在熱帶地區便不存在流感季。在那些地方，流感全年一般都處於較低水準，儘管有些地方在雨季會出現高峰。只有在溫帶地區，流感患者數量才會隨季節而上升下降。這些地區位於熱帶地區的北部和南部，一直延伸到北極和南極圈。在歐洲、加拿大、美國、俄羅斯、北非和澳洲南端的大部分地區，氣溫差別很大。距離熱帶地區越遠，冬季和夏季氣候變化就越大，流感病毒的季節性就越明顯。

對於流感季的存在，有幾種可能解釋。其中最著名的一種與**人們聚集**的方式有關：稱爲「室內傳染理論」（indoor contagion theory）。根據該理論，在冬天人們大部分時間待在室內，而且人與人之間密切接觸的機率更高。舒適的環境和近距離接觸促進病毒傳播，使流感病例數量上升。這在學院和大學校園中最明顯，年輕人住在一

❶：雖然確實在大流行期間出現好幾波不同的流感，但疾病的整體趨勢大體上還是遵循一般規律：即秋冬之後出現發病高峰。

❷：曾有學者們假設：汽化後的流感病毒經大氣層的長距離轉運，並且大氣循環模式的季節性變化，會導致有規律的流感活動的年度循環。

起，在較小的範圍內一起生活、學習、活動。

許多網站採用該理論，作爲對流感季出現的解釋。這一事實進一步說明，要對網路上的資訊持謹愼態度。因爲這種解釋聽上去似乎很有道理，但當仔細推敲時，便會發現許多問題。對於大多數西方成年人來說，我們與他人一起待在室內的時間並不隨季節而變化。我們一整年都會去上班，如果天氣暖和，我們會一起出去吃午飯，但除此之外我們的社交活動量不會有任何變化。學生於八月或九月初返校，與其他人群一樣，他們會在十一月開始出現疼痛和發燒症狀。我們在夏季使用大眾交通工具的頻率高於冬季❸，從而更容易接觸到打噴嚏或咳嗽的人，然而夏季卻很少有流感病例，這實在令人費解。英國病毒學家克里斯多福．安德魯斯（Christopher Andrews）寫道：「如果密切接觸是導致流感的唯一因素，那麼倫敦交通系統全年都會造成疫情爆發。」安德魯斯是一九三三年首次發現人類A型流感病毒團隊的一員。郵輪全年都在運行，儘管乘客之間密切接觸，但郵輪上的流感模式與陸地上的流感模式並無差別。

英國天體物理學家弗雷德．霍伊爾（Fred Hoyle）認爲，流感與**太陽黑子**有關。太陽黑子是太陽磁場的爆發，會使太陽表面變色。可以肯定的是，霍伊爾是一位頗具爭議的理論家，他曾經認爲病毒和細菌不是在地球上進化而來，是藉由彗星到達地球，就像搭便車一樣。霍伊爾駁斥得到廣泛認同的大爆炸理論，相信始終存在一個處於穩定狀態的宇宙，因此當他提出流感大流行與太陽活動有關時，這並不奇怪。一九九〇年，他在著名的科學期刊《自然》上發表一篇文章，指出太陽黑子活動與流感爆發之間的關係，他推測兩者間可能存在關聯[4]。霍伊爾指出，英國最近一次流感疫情與有史以來最大的一次太陽黑子爆發，在時間上有一致性，並提供一張顯示全球流感大流行與太陽黑子活動之間的關係圖表。太陽黑子周期中的每個峰值都伴隨流感大流行。霍伊爾認爲，來自太陽的強烈電子耀斑（electrical flares）進入地球軌道，從而可能使帶電病毒顆粒從較高的大氣層進入到我們的鼻孔中。

你很可能對此觀點不屑一顧，但請從科學角度保持耐心。太陽活動增加確實會對地球產生影響，用美國國家航空暨太空總署（NASA）的話來說，如果太陽活動能夠「使電網中的變壓器爆炸」，那麼我們難道不應該至少考慮一下霍伊爾的觀點嗎？既然我們可以預測增強的太陽活動周期，那麼我們是否應該將其應用於對流感季的

[3]：原因不明，但有可能與我們使用大眾交通度假有關。

[4]：霍伊爾承認他並非第一位注意到太陽活動與流感爆發關係的人。這項榮譽應歸於另一位英國人：羅伯特·霍普—辛普森（Robert Hope-Simpson）。

解釋？太陽黑子理論的主要問題是，流感大流行的定義具有過高的主觀性，因此人們可以隨意對其下定義，以適應任何模型或論證。因此，霍伊爾的理論仍然處於邊緣地帶，這並不奇怪。相反地，對於流感季節性的解釋，流行病學家並不太關心太陽黑子，而是更關注**太陽光**，以及它控制人體內**維生素D**含量的方式。

維生素D理論與冬季的免疫功能喪失有關。在北半球的冬季，太陽在天空中處於較低角度，導致日照時間減少，因此人體產生較少的褪黑激素和維生素D，從而導致免疫力下降，這使我們患病及感染流感的幾率上升。換句話說，流感疫情可能與白天的長短，和我們接觸日光的時長有關。

維生素D對我們的健康至關重要。雖然可從飲食中攝取部分維生素D，但人體中的大部分維生素D都來自陽光。在人體合成一種叫做7-脫氫膽固醇（7-dehydrocholesterol）的膽固醇後，它會被運送到皮膚，陽光中的紫外線在那裡將其轉化爲維生素D[5]。維生素D可以促進白血球對抗入侵的微生物。一些被稱爲巨噬細胞和自然殺手細胞的白血球，將**肽**（peptide）和細胞激素釋放到感染了流感病毒或細菌的細胞中。如果沒有維生素D，作爲免疫系統核心的這些白血球便不能順利發揮作用，實際上可能根本發揮不了作用。如果自然殺手細胞不能發揮作用，我們便很容易受到各種病毒性和細菌性疾病的侵害。

在冬季日照時間極短的地方會發生什麼狀況呢？我在倫敦長大，在倫敦陰沉的冬季裡，太陽可能早上八點才升起，下午四點便已落山。在黑暗中上下學不僅令人沮喪，對我的免疫系統也造成威脅。英國人的維生素D含量低於那些生活在陽光充足地方的人。從某種程度上說，陰暗冬季的死亡人數是夏季的兩倍，這個問題對英國的老年人來說尤其嚴重，他們的長袖衣服雖可抵禦寒冷，卻使他們無法接觸陽光。低維生素D含量的現象，在非裔美國人中也比在像我一樣面色蒼白的英國人中更為常見，事實上他們的維生素D水準可能比我們低七倍以上，因為他們皮膚中的黑色素會降低陽光將7-脫氫膽固醇轉化為維生素D的能力。我們不知道這是否會導致非裔美國人流感發病率增加，但他們的肺炎和流感死亡率比白人高一〇％。此事實也印證我們觀察到的維生素D、陽光，以及人體與陽光間的關係在改變人體免疫反應中發揮的重要作用。

四十年前，蘇聯研究人員做了以下假設：生活在遙遠北方的俄羅斯人在日照時間很短的冬季，比在陽光普照的夏季更容易感染流感病毒。為了驗證該假設，他們讓兩

❺：因為這項發現，德國化學家阿道夫·溫道斯（Adolf Windaus）獲得一九二八年諾貝爾獎。

組患者接種含有弱化病毒的流感疫苗。一組患者在白天很長的夏天接種疫苗；另一組在冬天接種疫苗，因爲他們住在北極圈附近，因此日照極少。他們發現，在冬季接種疫苗的患者因疫苗副作用而發燒的可能性，是另一組患者的八倍。日照量的減少使人體產生較少的維生素D，從而導致免疫系統功能減弱，因而流感疫苗會產生更多副作用。

維生素D可使我們的免疫系統功能運作良好，那麼我們在飲食中補充額外的維生素D就能完全預防流感嗎？也許可以。在一項實驗中，研究人員讓日本的一組小學生分別服用維生素D補充劑或安慰劑，服用維生素D那組的流感病例數量明顯減少。然而，針對健康的紐西蘭成年人展開的類似研究，未發現病毒感染數量有任何減少。當老年人補充額外的維生素D時，並沒有改善他們對流感疫苗的免疫反應，這非常令人失望（尤其是對英國的老年人來說）。

面對這些相互矛盾的研究，臨床醫師可以將所有結果彙集在一起，然後進行分析，這稱爲「整合分析」（meta-analysis）。有一項整合分析匯總了十一項維生素D研究的結果。分析顯示，維生素D確實能夠有效減少類流感疾病的數量，但不能保證人們可以完全阻止其發生。換言之，你可以攝入大量維生素D，但仍然會感染流感。

維生素D理論認為，流感的季節性特徵不是由病毒的特性造成的，而是由我們人體免疫系統的特性造成的，如果我們能夠實現人體對流感病毒的全年性防禦，那麼冬季流感患者的數量便不會增加。與此相反，一些研究人員認為，一些與人體免疫系統或太陽無關的因素，能夠最貼切地解釋流感的季節性特徵，比如**天氣**。

哥倫比亞大學流行病學家傑夫·沙曼（Jeff Shaman），使用電腦模型預測下一個流感熱點地區。他最初是一名地球物理學家，研究免疫學，後來從事氣候和大氣科學研究。他的博士論文專攻模擬蚊媒傳染病（mosquito-borne disease）的傳播，及其與天氣的關係。當在調查西尼羅病毒（west nile virus）的傳播時，他開始關注不那麼奇特但更常見的流感病毒，以及其如何受濕度影響。

二〇〇七年，來自紐約西奈山醫學院的一組團隊，研究了冷空氣和濕度在流感病毒傳播中的作用[6]。他們把豚鼠作為實驗對象，豚鼠非常容易受到人流感病毒的感染。研究人員首先將裝有受到感染的豚鼠籠子，放在裝有未受感染的豚鼠籠子旁，然後將空氣從受感染的豚鼠，吹向未受感染的豚鼠，並同時改變溫度和濕度。他們發現，當溫度和濕度都很低時，疾病傳播的機率很高；然而隨著濕度和溫度升高，病毒變得不易傳播。事實上，一旦溫度達到華氏八十六度（或攝氏三十度），流感病毒根本不會傳播。[7]

這一發現促使沙曼研究濕度對流感的影響，並建立了電腦模擬以預測下一次流感爆發處。美國疾病管制與預防中心的科學家，也對濕度和流感傳播間的關係感興趣。在一項實驗中，他們使用「由電腦控制的線性馬達驅動的金屬波紋管」，製造了一臺模擬咳嗽機。他們在「咳嗽機」中裝滿各種大小的流感病毒顆粒，並將其對準一個嘴部換爲顆粒計數器的人體模型。他們首先記錄傳播的病毒量，然後改變房間濕度並重複此次實驗。在低濕度環境中，病毒顆粒保持傳染性的時間長度，比在高濕度環境中多出五倍。因此，保持高濕度在理論上可以減少空氣中的流感病毒數量。但實際上使用加濕器來對抗流感並不可行。儘管一部分人能夠安裝並使用加濕器，但加濕器的總體使用率卻非常低。對於預算不多的人來說，購買加濕器完全不在他們的考慮範圍之內。室內公共場所極少安裝加濕器，然而我們大部分時間是在這些場所，接觸到咳嗽和打噴嚏的人。

如果濕度有助解釋流感的季節性特徵，而天氣預報會報導濕度，那麼我們能否根據天氣，來預測流感的爆發？這中間存在很大的挑戰性，因爲流感的傳播取決於許多因素，而且每種因素都以不可預測的方式發生變化。在一篇關於該主題的學術論文中，沙曼和一位同事寫道，「傳染病的動態是非線性的，在本質上是混亂的。」然而任何學術期刊，都不會刊登作者下了如此直率結論的論文：傳染病的傳播，沒有簡單

❻：有兩種測量濕度的方法：相對和絕對。相對濕度是你聽天氣預報時所聽到的，測量方法是將一定體積大氣中的含水量，拿來測試在一定體積的特定環境中完全浸潤所需的水分的比值。當天氣預報在講室外濕度時，指的就是這個。如果大氣中的水分含量不變，隨著溫度升高，濕度降低。在冬天，空氣更冷，鎖水能力下降，所以冬天的相對濕度會更高。沙曼和他在哥倫比亞大學的研究小組關注絕對濕度，所測的是在一個不考慮其他變數的特定時期的特定大氣環境裡的含水量。經由關注絕對濕度，研究者可把氣溫這個變數剔除，這種方式能更準確反映室內和室外的濕度是相關的。在我們家中的絕對濕度和室外的絕對濕度有相關性，但家中與室外的相對濕度兩者相關性很弱。

❼：豚鼠也是一九一八年流感大流行的受害者。一九一八年九月，新墨西哥州的軍事基地科迪軍營，爆發一次持續三個月的流感。到流感結束時，基地醫院收治超過三千位患者，超過所有駐地部隊人數的四分之一以上。共有五名士和約二百五十位士兵死亡。在一份關於此次流感爆發的報告中，作者們描述了被感染士兵的體溫、血球細胞數、尿液分析，但他們發現一個沒有預料到的情況。他們記錄到在一九一八年流感到達軍營後很短時間內豚鼠開始死亡。起先，醫師們認爲豚鼠死於食物中毒，但在屍檢時他們發現「染上肺炎的明顯信號」。這些動物經受和士兵一樣的病痛。他們寫道：「在此期間，這些動物打寒顫，毛豎起來，在角落擠在一起，只在進食時挪動身體，這種狀態一直持續到死亡之前。它們呼吸急促、喘息。豚鼠的慣有尖叫聲幾乎聽不到了。這些動物很明顯處在昏沉狀態，且昏迷程度慢慢加深，直到死亡。僅在死前，這些動物會翻個身，起身一兩次，再使上虛弱的勁再做一次，在十五到三十分鐘內死去。」

規則可循。

雖然天氣預報也是非線性的，但我們已將其納入日常生活中。天氣預報也遵循非常複雜的規則並具有變數；因此，即使要準確預測下周天氣也極度困難。流感預測的構成要素與天氣預報相似，天氣預報需要跟蹤雲的形成，而流感預測需要測量濕度。我們無需了解熱量在大氣層中運動的方式，而是研究流感如何在人群中流動。流感預測不依賴雷達和衛星，而是依賴微生物：由急診科和醫師診間提供的咽喉細菌檢查，和流感快篩，因此流感預測人員能夠即時了解流感。電視天氣預報員能夠利用即時雷達；同樣地，流感預測人員會根據現有的實際觀察結果報告流感情況，並不斷重新校準。

風暴警報會預測兩三種可能的風暴路徑，每條路徑具有不同可能性，這被稱爲「系集預測」（ensemble forecasting）。該集合基於數十個或數百個資料點，每個資料點可以預測略有不同的結果，但是當它們組合起來時，便能產生最可能和最不可能的情景，以及某些中間值。目前，流感預測人員可以對流感季可能發生的情況進行整體預測，最終預測包括一些可能的情景，及其發生的可能性。

在二〇一二年秋季的流感季期間，沙曼和他的同事使用他們的預測模型。他們估計了美國一百零八個城市的流感傳播情況，並製作每周即時流感預測。起初，預測似乎並沒有用。這些預測的總體準確度非常低，如果天氣預報員給出這樣的預測，你可能會轉臺。但隨著他們從現場添加更多資料，該模型得以迅速改善。到此次流感季結束時，該團隊的天氣模型的流感預測準確率約為七五％。這一結果並不完美，但其表現遠勝於僅基於歷史資料的預測。

當年沙曼對流感的成功預測，引起位於亞特蘭大的美國疾病管制與預防中心關注。二〇一四年，該中心宣布沙曼成為其主辦的「預測流感季挑戰賽」的獲勝者，沙曼因此獲得七萬五千美元獎金。基於這些成功經驗，沙曼對流感預測的未來抱有很大期望。他希望在流感季期間，可以在晚間新聞播出流感預報——就像我們習慣在晚間新聞中看到天氣預報。這種想法並不奇怪，畢竟電視的天氣預報也會包含花粉季和空氣汙染警報。

身為一名急診醫師，我不確定流感預測對我有什麼作用。如果天氣預報說下雨的可能性爲八〇%，我出門時會帶傘。但如果根據流感預測，流感季在一周內達到高峰的確定性爲八〇%，我又能做些什麼呢？

透過準確的流感預測，沙曼希望醫院改變其人員配置模式；如果情況非常糟糕，則可以準備額外的設備，如呼吸器。在一般的流感季，醫院完全可以應對由流感併發症導致呼吸衰竭的患者少量增加，但如果發生一九一八年流感大流行那樣的疫情，便會出現大量需要治療的患者。

例如，假設在亞特蘭大大都會區發生持續八周的流感大流行。在疫情爆發高峰期，估計每周有二千名患者需要住院，而亞特蘭大重症加護病房中超過四分之三的床位將被流感患者占用。將近一半的現有呼吸器將會用在情況最嚴重的患者身上——除非是因其他原因，而在重症加護病房接受治療的患者[8]。此時，沙曼的流感預測方法可能會發揮巨大作用，因爲預測了可能的病例數量，以及流感大流行達到高峰的時間，進而使醫院管理人員和公共衛生官員有時間提前計畫。

這個方法本身很好，但由於醫院的管理方式問題，我對能否發揮作用持懷疑態度。我已經在急診科工作多年，但醫院從未對其人員配置或藥物供應模式作出任何改變，以應對非常嚴重的流感疫情。醫院很少採取這些措施，因爲要不是非常昂貴，就是不切實際，或兩者兼之。醫院應取消哪些手術，以便在加護病房爲可能根本不會前來的流感患者預留床位？許多急診科已經在以最大工作量運行，且醫院缺少護士[9]。沒有太多額外空間擺放更多病床，醫院病床就像飛機座位：如果病床閒置，便不會產生任何收入。因此，醫院會盡量使其病床使用率達到或接近一〇〇%。要求醫院爲尚未發生的流感疫情預留床位及工作人員，就像要求航空公司爲可能不會登機的乘客預留十排座位。

當沙曼與公共衛生官員討論他的流感預報時，他們持懷疑態度。他們認爲沙曼應該放棄這個想法，鼓勵人們接種疫苗便足夠。但沙曼認爲，他的流感預報可以針對脆弱人群，並有助提高美國的疫苗接種率（在成年人中，此數值約爲四〇%）。接種疫

---

[8]：這些資料來自張、梅爾特澤與沃特利（X. Zhang, M. I.Meltzer, and P. M. Wortley）的論文：〈FluSurge—a Tool to Estimate Demand for Hospital Services During the Next Pandemic Influenza〉。該論文假設一個持續八周的流感大流行，波及二五%的人口。如果流行持續三個月，波及人口將達三分之一，後果會很糟糕。在後者情況下，將需要八五%的呼吸器來救援最虛弱的流感患者。論文作者來自亞特蘭大疾控中心，這可能是爲何資料是以該城市爲基礎的原因。他們創造的用來進行估算的軟體叫FluSurge，目前是開放使用的，但是需提醒的是，請不要被估算後的數字嚇到。

[9]：美國勞工統計局（The Bureau of Labor Statistics）指出，近期進入職場的護士數量有提升，導致這個職業的工作機會出現競爭，但只在某些地區。

苗之後，免疫系統需要幾周時間才能獲得足夠反應。時機至關重要。如果鼓勵人們進行免疫接種的公共衛生運動，是基於當年流感疫情的實際風險，其收效或許能夠得以提升。

我們也可以從對一種非常惡劣的天氣預報中吸取教訓：颶風預測。收到錯誤的颶風預測警報的人群，會改變他們將來對待此類警報的態度，他們對這些警報的信任度會降低。關於流感的公共衛生公告，如果能夠準確預測流感季的嚴重程度，其有效性將會提高。公告不能僅告訴人們「去接種疫苗」，更應該進一步地指出「現在應及時接種疫苗，因爲流感高峰期預計會在十天內到來。」

由於沙曼和其他人所做的努力，我們對流感季節性特徵的了解已經超乎以往。濕度、陽光和溫度，似乎都在發揮作用，但所有該領域的工作者都知道，還有更多因素等我們去發現。我們準確預測流感疫情的高峰和低谷的能力似乎正在提高，但實現每日流感預報的夢想仍然遙不可及。

也許對抗流感的最佳方法不是追究何時爆發，而是在關鍵時刻對其進行阻擊，以便在第一時間防止蔓延，這便是藥物存在的作用。藥物非常重要，因此被保存在祕密倉庫中。藥物受到珍視和保護，並爲製造商帶來巨大利潤。但在我們對抗流感的過程中，藥物是帶來革命性的變化，還是僅賦予人們一種安全感——但無法治癒疾病？

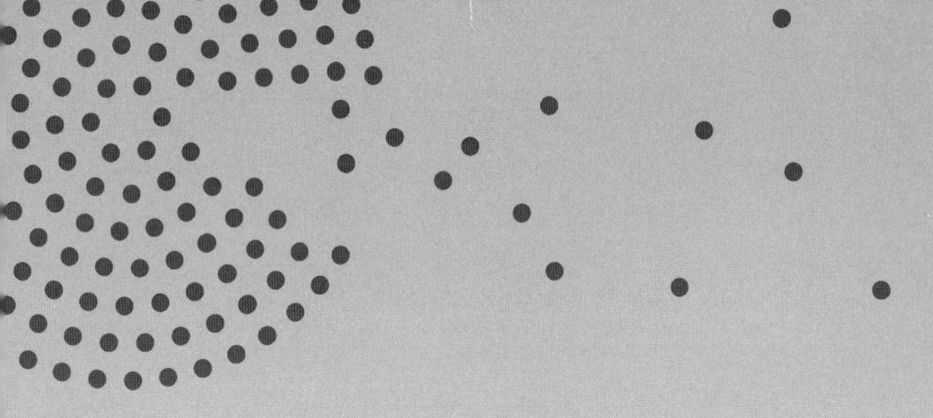

Chapter 8

藥品庫存騙局？：
克流感和不存在的治療法

The Fault in Our Stockpiles: Tamiflu and the Cure That Wasn't There

美國各地有一些沒有名稱的巨大倉庫，之所以存在的部分原因，是我們不想重蹈一九一八年流感大流行的覆轍。倉庫裡存放的是我們對抗另一場全球流感大流行所需要的武器，這些物資是美國國家應急藥物戰略儲備，象徵我們在醫療實力和後勤準備方面所取得的進步，以及不足之處❶。

從外觀上來看，每個倉庫都有好幾個沃爾瑪超市相連那麼大。這些倉庫由美國疾病管制與預防中心於一九九九年設立，目前擁有價值超過七十億美元的藥品和應急物資。這些儲備物資由美國疾病管制與預防中心負責維護，用於州和地方政府難以應對的公共衛生事件。其中包含抗生素、疫苗和抗病毒藥物，手術設備和生命支援設備，以及我們在伊波拉疫情期間看到的那種防護服。這些倉庫存放了大量物資，但具體細節是保密的。這些倉庫的設立初衷是當發生化學攻擊或核攻擊時提供醫療用品，但最近其庫存已擴展到包含應對颶風和地震在內的「所有災害」的物資，其中包括流感大

❶：我曾經申請參觀一座倉庫，但被拒絕了，顯然是「政策改變」的結果，我沒好氣地開玩笑責怪內爾·格林菲爾德伯耶斯（Nell Greenfieldboyce，美國公共廣播電臺〔National Public Radio〕科技記者）的採訪，她是第一位、很顯然也是最後一位參觀儲備倉庫的記者，她說：「因為我簽署了保密協議，所以我不能對外描述詳情，但我可以說裡面眞的非常大。」

流行。

維持這些庫存是一項艱巨任務。像牛奶一樣，藥品具有保質期，超市會把即將到期的產品放到貨架最前面，但這些庫存藥品只能坐等大規模危機爆發。一旦藥品到期，就必須更換。維持整個系統的運行每年需花費至少五億美元——爲了避免引起群衆恐慌，你可能會認爲這只是一項很小的代價。

供應服務中心（the Supply Service Center）是位於馬里蘭州佩里角的一個倉庫。雖然其名稱不像戰略國家儲備那樣響亮，但在聯邦政府應對流感的全年行動中起到重要作用。即使在草木枯黃的深秋，佩里角依然風景秀美。該中心坐落在距離德拉瓦州邊界幾分鐘路程的半島上，薩斯奎哈納河在此匯入切薩皮克灣，距離華盛頓特區以北幾個小時車程。佩里角就像一個古色古香的小鎮，擁有棒球場、社區中心和幾條死胡同，四周是森林和河流。同樣位於該半島的退伍軍人醫院擁有專屬的保全和消防部門，甚至還有專屬郵局。馬克·伯切斯（Mark Burchess）是供應鏈管理服務中心（Supply Chain Management Services）副主任，該中心隸屬美國衛生及公共服務部。「亞馬遜和當地藥局的結合。」伯切斯描述自己的工作單位，一個肩負兩項任務的倉庫。第一項是向聯邦政府雇員分發醫療用品。伯切斯似乎擁有一切：為大使館準備的疫苗、急救人員使用的一次性手套和口罩、用於檢測生物威脅的氣體感測器「嗅探器」，以及為颶風受災民眾準備的毛毯。如果沒有庫存，他知道可以在哪裡購買。該倉庫的第二項任務是保持「能應對全國性事件的庫存」，如流感大流行。

來自聯邦政府各部門的「客戶」在倉庫中存放物品，就像把物品存放在地下室一樣。那裡存有美國國防部的箱子和國土安全部的貨架，以及美國生物醫學高級研究和發展管理局（BARDA）儲存的物資。BARDA是一個政府機構，負責開發和購買突發公共衛生事件所需的藥品和設備。

透過與BARDA合作，供應鏈管理服務中心將會把其冷藏庫的面積擴大一倍，伯切斯對此感到非常興奮。關於冷藏庫中存放的物資，除了說明是應對流感至關重要的「東西」之外，他無法透露其他資訊。但預防措施確實相當到位。製冷機組配備了兩臺標準壓縮機、一臺備用壓縮機，並儲備足夠的零件，以便在需要時建造第四臺。該中心還有足夠使發電機運作一個多星期的汽油。該倉庫也將獲得治療多重抗藥性結核病（multidrug-resistant tuberculosis）的藥物，並代表美國疾病管制與預防中心儲存這些藥物。此地專為應對大型災難而存在。

在高高的貨架上，似乎有數不清的藥品、解毒劑，以及裝有小瓶流感疫苗的大盒子。這裡所有東西似乎都是量販裝，就像在好市多超市見到的景象。疫苗儲存在易攜帶的五加侖容量的桶子中，每桶含有數千劑疫苗。每個桶子側面清晰地印有疫苗株的名稱，大多數醫師都熟知其中許多疫苗株的名稱，但其他名稱卻帶有些神祕或機密色彩。

該中心每天都從佩里角向世界各地供應物資，從用於儀器消毒的高壓滅菌器到大型發電機。雖然供應鏈管理服務中心由美國政府擁有和經營，但並沒有得到政府資助。相對地，它作爲一家企業營運，從運輸的物品中賺取利潤。如果美國疾病管制與預防中心需要一萬個注射器用於非洲的疫苗試驗，便需要找到伯切斯，而伯切斯的報價通常是包含業務營運成本後的價格。像其他企業一樣，他也面臨競爭。其他幾個政府機構，例如美國NASA和內政部也有類似的供應中心，因此價格需要保持競爭力。

供應服務中心每年都會發送出流感疫苗，以及成功施行疫苗接種項目所需物品：針頭、注射器、手套和接種卡。在二〇〇九年H1N1流感爆發期間，該中心向美國海關與邊境保護局運送疫苗，伯切斯對此感到特別自豪，因爲這些疫苗保護了那些護衛美國公民的人。那次流感疫情期間，供應服務中心在全美共運送近一億二千萬劑H1N1疫苗。該中心不僅分發流感疫苗，而且令人驚訝的是還蒐集這些疫苗。在這一億二千萬劑疫苗中，許多都得以被利用，但有數百萬劑疫苗還留在全美各地醫院、醫師辦公室和倉庫中未被使用。每個州以不同方式處理未使用的疫苗，有些州將其當作醫療廢物。此前由聯邦快遞運送的寶貴疫苗，現在可能變成需要由穿白色防護服的團隊處理的醫療廢物，因此該中心提供回收物流服務，將許多疫苗運回以進行集中銷毀。

二〇〇九年，佩里角還存放美國大宗抗流感藥物帕拉米韋（peramivir）的庫存，當時該藥物尚未得到美國食品藥物管理局批准，因此供應中心在獲得緊急使用授權後才提供該藥。位於佩里角的團隊需確保在美國疾病管制與預防中心要求的二十四小時內，將其交付給患者。帕拉米韋以拉皮瓦（Rapivab）商品名進行銷售，歸類在屬於神經氨酸酶抑制劑（neuraminidase inhibitor）的三種藥物之一，另外兩種分別是扎那米爾

（zanamivir，商品名是瑞樂沙〔Relenza〕），以及奥司他韋（oseltamivir，商品名爲克流感〔tamiflu〕）。

「神經氨酸酶」（neuraminidase）這個詞看起來生硬，但這種病毒酶卻以非常優雅的方式發揮作用。首先當流感病毒通過細胞膜進入細胞，就會利用舒適的條件開始自我複製。然後新複製的流感病毒顆粒必須逃離細胞，到達細胞表面後再穿過細胞膜。剛開始時，流感病毒顆粒像細絲一樣繫在細胞膜上，就像藉由繩索附著在母船上的小艇。而神經氨酸酶的作用就像一把刀，新複製的流感病毒可以利用它切斷繩索以逃離細胞。如果沒有神經氨酸酶，這些病毒便不能傳播感染並複製。神經氨酸酶抑制劑藥物，可防止神經氨酸酶發揮作用。沒有了神經氨酸酶，流感病毒便無法肆虐。

神經氨酸酶抑制劑首次在二十世紀六〇年代由一組蘇格蘭研究人員發現，但直到三十年後科學家們才開始測試[2]。該藥物產品最初是一種需要吸入的粉末，經過巧妙調整後開發了一種口服配方。第一種藥物是奥司他韋，商品名爲克流感，被宣傳爲對抗流感良方，是戰略儲備中的強大武器。拉皮瓦只能透過靜脈注射治療，所以其利用率遠低於其他兩種藥，而且只用於病情嚴重的患者。第三種藥瑞樂沙則需要吸入，其市場占有率比最著名的克流感要小得多。

二〇一四年，一則克流感電視廣告播出超過十一萬次，該電視廣告如此宣傳：「處方藥克流感幫你從源頭打擊流感病毒！有時我們所遭受的痛苦遠超乎想像。流感問題非常嚴重，不能當成小感冒對待。治療流感，請使用克流感。」另一則廣告針對的是罹患流感兒童的母親。當畫面顯示一位憂心忡忡的媽媽看著咳嗽的女兒時，說道：「流感病毒危害極大，媽媽需要強而有效的解決方案：抗病毒藥物。」

但考慮到抗病毒藥物在患者身上實際發揮作用的方式，我們會發現它根本不是解決方案。如果仔細閱讀廣告附帶的聲明小字，就會發現克流感標明可將兒童的流感症狀平均縮短一天左右——前提是在症狀出現後的最初四十八小時內服用，此後藥效會進一步降低。如果要說是對我們有用的敘述，有則媽媽和健康的女兒正在購買新鮮水果的廣告指出，服用這種藥物的兒童和青少年「可能會增加發生癲癇、意識模糊，或行爲異常的風險」，但不必擔心，因爲「最常見的副作用是輕度至中度噁心和嘔吐。」藥物包裝上標明，與未服用克流感的兒童相比，服用的兒童發生嘔吐機率是他

❷：這些研究人員都抱持悲觀主義，對他們的發現並不覺得興奮。他們認爲該藥物（指神經氨酸酶抑制劑）「在生物學上過於不穩定，以至無法對正常動物產生抗流感作用。」

們的兩倍。事實上，克流感經常會使患者出現其正在試圖緩解的症狀，而且最多只能使患者遭受的流感痛苦症狀縮短一天。

但克流感仍然包含在美國國家戰略儲備之內，顯然有專家相信它具有好處。數年間，克流感的奇特故事在多個國家持續上演。這表示二十多年前的決策方式，仍影響我們今天治療流感的方法。

這個故事，始於一九九七年在香港爆發的H5N1禽流感。該病毒只感染了十八人，但其中六人死亡，這引起世界衛生組織注意。疫情爆發兩年後，世界衛生組織發表一份報告，其中提到「已經開發了兩種密切相關的化合物，可與流感病毒表面上發現的次要蛋白質——神經氨酸酶中的活性部位相結合。」對這些化合物的試驗正在進行中，如果被批准使用，可能用於治療流感——無論是何種具體病毒株。

此份世界衛生組織報告披露，該報告是「與歐洲流感學術工作小組（ESWI）合作編寫的」，但有人發現，至少有七家製藥公司爲該工作小組提供資金[3]，這些公司可以從流感疫情中獲利，或者至少從人們對流感爆發的恐懼中獲益。這些製藥公司聯合起來，在歐洲打造「有利氛圍」，以促進疫苗生產和相關研究。❹這份報告發表幾年後，有人發現作者之一是其中一家製藥公司聘請的顧問。ESWI和世界衛生組織都應該提供客觀的科學建議，然而如今卻存在明顯的利益衝突。把克流感納入美國國家戰略儲備的努力，是建立在一項似是而非，又存在偏見的建議的基礎上。

在一九九七年禽流感爆發期間，神經氨酸酶抑制劑處於早期臨床試驗階段❺，但對於該藥物的使用，仍然能夠根據充足資料提出一些建議。一九九九年，由三萬七千名醫學論文投稿人組成的國際組織——考科藍合作組織（Cochrane Collaboration），發表關於神經氨酸酶抑制劑的第一份報告（該系列報告共有三份）。當涉及藥物療效時，

---

❸：這個清單出現在ESWI的網站：http://eswi.org/home/about-eswi/resources/，二〇一八年四月二十九日讀取。

❹：根據《英國醫學期刊》指出，ESWI是一個完全由羅氏和其他流感藥物生產企業資助的組織，這在過去幾年裡可能是事實，但ESWI目前公開招募資金，不限制疫苗和抗病毒藥物生產企業的捐贈。

❺：世界衛生組織的報告提到，另外兩種抗病毒藥物（金剛烷胺〔amantadine〕及其衍生物金剛乙胺〔Rimantadine〕）已證實對預防流感有臨床療效，且如果發病後馬上服藥可以「降低疾病的嚴重程度、縮短病程」，這兩種藥物並非神經氨酸酶抑制劑，但看起來可對抗流感病毒，只是不久後聰明的流感病毒開始對兩者產生抗藥，以至這兩種藥物不再用於治療流感。

考科藍合作組織的審稿人承諾發表「不含商業贊助和其他利益衝突」的報告。他們並不僅相信製藥公司的言論，他們尋找任何已發表和未發表的論文，以及所有已報告或未報告的試驗。透過這些資料，針對懷孕期間維生素E的攝入（不能防止早產），到練習瑜伽以緩解背痛（似乎比不經常運動效果更好）等各方面提出建議。他們的工作成果曾幫助我決定向病人推薦哪些藥物。考科藍合作組織發現，作爲一種治療方法，神經氨酸酶抑制劑僅將流感症狀的持續時間縮短約一天——儘管在預防流感方面的效果更好。

一九九九年底，美國食品藥物管理局批准克流感成爲流感治療藥物，但僅在幾個月內，該局便向其製造商羅氏公司發出關於廣告宣傳活動的警告信。美國食品藥物管理局發現，羅氏公司的廣告宣傳嚴重失衡，包含有關藥物如何發揮療效的誤導性資訊，並誇大藥物療效。羅氏公司聲稱克流感「降低了流感的持續時間，因此患者能夠更快康復」，但這種說法模糊並誇大臨床試驗證據。儘管存在這些擔憂，但美國食品藥物管理局已批准使用克流感來預防流感，並用於治療四歲以下兒童的流感。二〇〇二年，歐盟也批准這種藥物，並用於兩年後在亞洲再次爆發的禽流感。

二〇〇五年十一月，出於對禽流感的恐慌，小布希總統對位於馬里蘭州的美國衛生研究院進行短暫訪問。他的談話讓人感到一絲不安。他說，「目前，美國或全球並未發生流感大流行。但以史爲鑒，有必要保持警覺。」

小布希的話令人不寒而慄，但他簡要介紹了聯邦政府應對相關問題的計畫。他敘述了一九九七年和二〇〇三年的小規模禽流感疫情，並告訴聽衆他已經注射了流感疫苗。此外，他敦促人們保持警惕——其風格與他關於恐怖主義的談話類似。小布希說：「如果病毒獲得持續性地在人與人之間傳播的能力，便可能會在全球迅速蔓延。美國已經收到關於這一危機的大量警報，並且有充足的準備時間。」

小布希總統提出一個三管齊下方法：首先，政府應盡早預見是否爆發流感[6]。其次，政府將儲備疫苗和抗病毒藥物，並要求國會撥款十二億美元購買足夠的禽流感

[6]：爲實現這一點，需要一項國際合作，由成立不久的「國際禽流感及流行性感冒合作組織」（International Partnership on Avian and Pandemic Influenza）領導。小布希總統啓動一項全國生物監測行動，某種程度上將會提供持續性的對環境的關注。

疫苗，為二千萬人進行免疫接種。第三，他要求美國在所有五十個州和每個地方社區制定緊急流感大流行預備方案。小布希總統認為，這一方法將會「讓美國公民安心，因為他們知道政府已經準備好在危機剛萌芽時採取行動」。小布希總統一共要求撥款七十一億美元為他的計畫提供資金，但一年後國會只批准一半金額。如今每個人都在擔心禽流感，雖然在美國感染的可能性非常低。

在美國，二〇〇四年至二〇〇五年流感季的情況並不是特別糟，但克流感和其他抗病毒藥的銷售卻增加迅速。在二〇〇五年秋季，克流感在美國的處方量是前一年的五倍，此增長量在沒有慢性病的人及兒童身上展現得尤為明顯。這表明健康人群也在購買克流感，為潛在疫情做準備。克流感銷量的增長與實際的流感病例數量並無關係，因為並沒有出現比尋常的流感季更多的病例。但不尋常的是小布希總統關於流感問題的談話，以及媒體對禽流感的報導和悲觀情緒。在加拿大，恐慌的居民囤積克流感的熱度甚至超過美國，克流感的處方量上升十倍。由於擔心藥品短缺，羅氏加拿大公司限制了克流感的分銷。

在禽流感恐慌症中，英國衛生官員做出消極評估。首席衛生官連姆．唐納森（Liam Donaldson）表示：「必須假設我們無法阻止流感疫情蔓延至英國，當疫情發生時，將使疾病數量大幅上升並嚴重干擾日常生活。」

英國廣播公司通常持保守態度，但卻報導說，除非儲存數百萬劑克流感，否則如果在英國爆發禽流感，可能導致五萬多人死亡。因此，英國政府計畫購買和儲存的克流感超過一千四百萬劑。在美國，克流感已經是國家儲備物資，不過沒有大量囤貨，僅有二百三十萬劑，雖然也已經預訂了不少。

在小布希總統發表談話，和美國將儲備克流感的消息發布僅兩個月後，考科藍合作組織公布另一項關於抗流感藥物的分析，其作者回顧了三十多項抗流感舊藥的臨床試驗和九項克流感的臨床試驗。舊藥喪失療效，而克流感則具有嚴重局限性。對於那些並非由流感病毒引起的類流感疾病，克流感沒有任何作用；更令人吃驚的是，甚至沒有證據顯示其可以對抗禽流感，但被納入儲備物資清單正是爲了對抗禽流感。當在東南亞使用時，克流感並沒有減少禽流感死亡率，而現在該病毒出現了對克流感的抗藥性。隨著時間推移，克流感成功使一些類型的流感對其產生抗藥性。在歐洲，至少有一四%的流感病毒在二〇〇八年之前對克流感具有抗藥性。簡言之，克流感並沒有像其宣傳的那樣有效對抗流感病毒；相反地，使流感病毒更加強大。

二〇〇九年，克流感再次面臨考驗，當時美國爆發豬流感。此次豬流感與一九七六年從豬傳播到人類的豬流感具有相似性。各位可能還記得，這種流感被確定為H1N1型，是豬流感病毒的組合，通常在美國和歐洲感染豬。到二〇〇九年六月，在七十四個國家中出現了超過三萬例豬流感病例，世界衛生組織宣布其為流感大流行。美國疾病管制與預防中心在亞特蘭大舉辦引人注目的新聞發表會，這種H1N1豬流感雖是新型流感，但並不像專家所擔心的那麼致命[7]。豬流感病毒通常只會引發輕症疾病，並不比之前的標準流感病毒具有更大的危害性。

但豬流感引起媒體的廣泛關注。由於具有「西班牙流感」的別名，一九一八年的流感大流行在報紙頭條中給人奇特、怪異的印象；同樣，「豬流感」聽起來充滿威脅和野性，這推動了對克流感的進一步需求。在波士頓，瑞格律師事務所（Ropes & Grey）提供其一千九百名員工及他們的家人一些額外福利。該事務所提供他們克流感，而不需要去醫院就診。該事務所提醒其工作人員僅在流感症狀出現時服用該藥，但沒有提及這種抗病毒藥物的療效可能不太顯著。在一篇社論中，《波士頓環球報》批評瑞格律師事務所在此次疫情中推波助瀾，社論指出：「到目前為止，豬流感患者對克流感的抗藥性很小，但隨著病例增加及克流感使用量的上升，這種情況可能會發生變化。」美國疾病管制與預防中心發布一則簡短聲明：「我們不希望雇主普遍採用這種做法。」

撇開克流感是否有效的爭論，另有一個問題需要討論：**公平**。這則關於瑞格律師事務所的消息也顯示，克流感的分配並不公平。由跨國公司律師及那些有關係人士構成的少數人擁有特權，能優先取得克流感，他們在生病前便可使用抗病毒藥物，而窮人只能等待。波士頓一家醫院的內科醫師凱倫．維克多（Karen Victor）博士指出，主要問題是對藥物的獲取，她說：「該事務所認為員工在工作中的表現極其重要，以至忽略社會公平。」

許多國家報告說，流感病毒對克流感有百分之百的抗藥性。但是到二〇〇九年，儘管有證據表明其療效不佳，但克流感和其他神經氨酸酶抑制劑已被列入美國、英國和全球至少其他九十四個國家的國家儲備清單。克流感在經濟上取得巨大成功，各

❼：當然，與美國的尋常季節性流感相比，二〇〇九年的流感大流行更可能致死。

國政府採購的抗病毒藥物價值超過三十億美元。最初開發克流感的製藥公司吉利德（Gilead Sciences, Inc.）在二〇〇九年第一季，宣稱收取超過五千二百萬美元的特許權使用費。從吉利德獲得藥物許可證的瑞士製藥巨頭羅氏公司獲利更加豐厚：僅一個季度銷售額就來到五億九千萬美元。然而，學者們再次對克流感發動突襲。

早在二〇〇三年，由日內瓦的勞倫特．凱瑟（Laurent Kaiser）博士領導的一組研究人員便開始尋找所有研究克流感療效的論文，然後匯總結果。他們發現了十項研究，但只有兩項研究成果發表。其他八項研究已經在某種程度上被報導過，或根本沒有被報導過，而是存放在其作者的抽屜（或電腦）裡。凱瑟博士及其同事的調查，由克流感的製造商——羅氏公司資助。

調查發現，克流感可減少肺部併發症、抗生素的使用，及原本健康患者的住院機率。此項調查報告非常重要，原因有二。首先，就在人們討論將克流感納入國家儲備清單時，此報告提供了該藥物療效的證據。其次，該報告被權威的考科藍合作組織，在其後的報告中當成證據。

但在二〇〇九年七月，一位敏銳的日本兒科醫師林敬治（Keiji Hayashi）博士聯繫了考科藍合作組織，並表達他的顧慮。他想知道這八項未發表的研究內容，以及尚未分享其研究結果的原因。在不知道未發表的克流感研究結果的情況下，考科藍合作組織的審稿人可能只看到發現克流感具有相關優點的研究。考科藍合作組織確實是憑藉凱瑟的調查報告，而該報告本身又依賴於有這八項尚未發表的研究。他們的做法是錯誤的，他們承認了錯誤，並在接下來幾年裡嘗試改正。

在關於克流感的十項研究中，爲什麼其中八項從未發表過？也許研究方法有問題，或覆蓋範圍過小，因此對科學期刊來說不夠嚴謹。但了解研究的細節，是科學過程的關鍵所在。例如，如果僅在年輕人和其他原本健康的患者中研究克流感的效果，那麼我們便無法得出關於該藥物對老年人，或具有其他疾病患者的療效的結論。這些細節對評估任何臨床試驗都至關重要，凱瑟的團隊只根據自己得出的證據便做結論，但沒有任何人可以再次佐證。這至少是一項不合適的做法。

也有一種可能是，未發表的研究並未發現克流感具有任何治療效果。與藥品製造商一樣，醫學期刊也是商業性質的，具有自己的底線，更願意發表那些取得積極成果的、激動人心的研究，因爲這些研究會成爲頭條新聞。關於負面研究（證明某種新藥並不具備聲稱效果）的投稿極少（這是研究人員的錯）；即使有投稿，也經常被期刊編輯拒絕，因爲沒有轟動效應（這是編輯的錯）。負面研究結果通常被人們束之高閣，但如果目標是正確判斷治療的安全性和有效性，那麼負面藥物研究則至關重要。如果發表過程中存在固有偏見，我們便無法確定是否公布了所有正面和負面研究。如果醫師無法獲取所有資料，便無法確定是否制定了最佳科學規範。

在林敬治博士提出問題之後，由湯姆．傑佛遜（Tom Jefferson）博士領導的考科藍合作組織便開始展開行動。傑佛遜聯繫了羅氏公司，並要求其提供缺失的資料。起初該公司拒絕公開資料，因爲聲稱另一團隊已經在對資料進行審查。但當傑佛遜詢問爲什麼公司對考科藍合作組織的資料審查工作造成阻礙時，羅氏公司同意公開資料，前提是傑佛遜須簽署保密協議。如果簽署了保密協議，傑佛遜便不能分享資料，而且甚至不能承認自己簽署了保密協議。

傑佛遜沒有簽署保密協議，但羅氏公司仍然同意公布一些克流感藥品的資料。當傑佛遜審查這些資料時，發現其中遺漏了太多細節，以致他無法得出任何結論。二〇〇九年十二月，傑佛遜發表了一份更新的審查報告，其中不包含任何未公布的資料。報告總結指出，包括克流感在內的神經氨酸酶抑制劑具有「有限的作用——將疾病縮短約一天」。該報告結論是，「不應用於對季節性流感的例行治療」。此外，他們對克流感對下呼吸道感染的作用提出質疑。而且由於這些藥物不能預防感染或阻止鼻腔病毒排出，「在流感大流行中，該藥可能只是用爲中斷病毒傳播的次優手段。」

此後，關於克流感的爭議便不再局限於學術界，並蔓延至英國國會大廈。一位名叫保羅．弗林（Paul Flynn）的國會議員發起一項動議，該動議用詞文明，但卻表達強烈指責。該動議的用語足以讓任何藥物製造商臉色慘白：「驚訝」「不確定」「關注」，以及最尖銳的批評——「包括導致心臟病發作在內的致命副作用」。他的結論是：「繼續該專案是不明智的。」在議會之外，弗林採取了進一步行動，他在部落格上建議應將克流感的剩餘庫存用在更實用的目的：融化英國路面上的積雪。

弗林代表歐洲議會大會撰寫了一份報告，該報告發現，世界衛生組織應對豬流感大流行的方式，普遍缺乏透明度。這些批評得到《英國醫學期刊》的回應，該雜誌發表一系列文章，質疑世界衛生組織幾位專家與製藥產業的關聯。該雜誌主編菲奧娜．戈德利（Fiona Godlee）博士指出，世界衛生組織發表的關於在流感大流行中建議的抗病毒藥物指南，其作者是一名流感專家，而該專家從克流感製造商手中獲得報酬，因此其調查結果不足爲信。

多年來，製藥產業和醫學界進行持續的拉鋸戰。羅氏公司拒絕向調查人員公布其內部資料。迫於壓力，羅氏後來委託協力廠商對克流感進行獨立審查，審查參與者及其所在機構均未由此獲得任何資金支持。羅氏公司的統計人員配合了審查工作，並回答任何與資料相關的問題。當審查報告於二〇一一年發表時，結果顯示克流感減少了一些需要抗生素治療的流感併發症，這在流感大流行中可能有用；此外，如果得以驗證，該藥便可在有限範圍內使用。爲了揭露眞相，《英國醫學期刊》開始公布考科藍合作組織、羅氏公司、美國疾病管制與預防中心和世界衛生組織之間的通信，這是該雜誌「開放資料」運動的一部分。事實證明，陽光比克流感具有更好療效。

在幾個月內，羅氏公司便公布了考科藍合作組織要求的所有研究，而藥廠葛蘭素史克也開始生產另一種神經氨酸酶抑制劑扎那米韋。考科藍合作組織進而能夠完成於二〇一四年四月發表的最新審查報告。組織終於可以基於克流感（以及商品名爲瑞樂沙的同類藥物扎那米韋）的所有已發表、未發表的臨床試驗研究進行分析，並且發現當作爲預防措施時，這些藥物可能會降低感染流感風險；但是患者一旦生病，這些藥抑制流感症狀的持續時間不到一天。然而克流感的副作用卻非常明顯：噁心和嘔吐，有時還會出現幻覺、焦慮，甚至癲癇等精神疾病，還可能損害腎臟。最驚人的發現是，克流感並沒有降低患者住院或罹患肺炎的風險，而「有助降低風險」正是美國和其他國家將克流感納入戰略儲備的原因。考科藍合作組織的報告，以及隨後的其他幾份報告，對應將克流感納入儲備清單的意見造成嚴重衝擊。

關於克流感的辯論今天仍在繼續，儘管辯論的激烈程度可能有所降低。新的學術論文得以發表，但似乎沒有改變任何人的看法。二〇一五年一月，《刺胳針》雜誌公布一項分析，其中包括所有已發表和未發表的由羅氏公司贊助的試驗，以及審稿人能夠找到的所有其他相關試驗。他們發現克流感降低了住院風險，並證實已經有充分證據證明克流感能將病情縮短一天左右。這項研究並未得到羅氏公司的直接支援，而是由一個名爲「多方科學諮詢小組」（Multiparty Group for Advice on Science）的基金會支持，這個基金會（對，你猜到了）由羅氏公司贊助。

儘管存在這些爭議以及製藥業與學術界間的利益鏈，對克流感的臨床試驗仍在進行。截至二〇一七年，美國和加拿大進行至少八次公開試驗，其對象僅爲高風險流感群體：老年人、具有潛在肺部或心臟疾病的人，或免疫系統無法正常運行的人。對於其他人來說，服用克流感來預防或治療流感純屬浪費時間。美國疾病管制與預防中心甚至也暗示這一點，其最新指南僅針對那些高危患者推薦抗病毒藥物。

但在二〇一四年擔任美國疾病管制與預防中心主任的湯姆．弗利登（Tom Frieden）強烈支持使用抗病毒藥物。在當年年末舉行的電話新聞發表會上，他向聽眾講述了資料顯示的相反情況：抗病毒藥物可以對抗疾病，縮短其持續時間，並降低死於流感的風險。「今年，抗病毒治療尤爲重要，」他在提及克流感之前表示，並補充說道：「如果你生病了，請立即與醫師討論採用抗病毒治療。」

《路透社》一名記者隨後詢問弗利登，在已有克流感無效性的證據公布的前提下，他如何捍衛自己的建議。弗利登回答說，美國疾病管制與預防中心看了所有已發表和未發表的資料，並且有「強而有力的」證據證明克流感的療效。他同時承認，克流感並不是「萬能藥」，他也希望有更好的選擇，但並不存在更好的選擇。根據這種邏輯，人們應服用克流感的理由並非是其療效（並沒有療效），而是因爲，**我們別無選擇**。

多年來，皮特．多希（Peter Doshi）一直在關注關於克流感的一系列事件。他是

《英國醫學期刊》的一名編輯，專門研究藥物監管和行銷，該雜誌致力於提高克流感的透明度。多希還是考科藍合作組織成員，該組織對神經氨酸酶抑制劑進行審查，因此他成爲該領域的權威。多希曾在哈佛大學學習醫學史和東亞研究，並獲得麻省理工學院博士學位，其博士論文主題是「流感的醫學政治」。在約翰霍普金斯大學完成博士後研究後，他來到馬里蘭大學，並在該校藥學院任教。

我在那裡見到多希。從十二樓往下看，巴爾的摩市中心的壯麗景色盡收眼底。在他整潔的辦公室裡，辦公桌上放著一本哲學家（Ludwig Wittgenstein）維根斯坦的《哲學研究》（*philosopical Investigations*）。這本書定義了語言與現實之間的關係，在整體上反映了關於克流感和流感治療的爭論。

由於政府機構對流感治療存在自相矛盾的假設，因此多希深感不安。在克流感的包裝盒中有一張藥品標示，上面用小字標明製造商必須依法披露的所有資訊，如劑量和副作用。所有藥物都有這種藥品標示，但幾乎沒有人好好讀過。克流感的藥品標示指出，雖然流感可能因嚴重的細菌感染而產生併發症，但克流感「並未被證明可預防此類併發症」。考科藍合作組織的審查得出這一結論，且美國食品藥物管理局也要求製造商披露此項內容。

多希指出，當聯邦政府制定流感大流行應對計畫時，似乎得出完全不同的結論。與美國疾病管制與預防中心一樣，美國衛生與公共服務部認爲，克流感「將有效降低肺炎風險，將住院率減少一半左右……並且還會降低死亡率。」這些正面結論推動了「儲備假設」（用多希的話來說），並使這些抗病毒藥得到更廣泛的應用。美國疾病管制與預防中心決定哪些流感藥物可被納入儲備清單，而該中心認爲克流感具有療效。因此，這種藥物在其包裝上標明並不具有確定療效，但人們依然大量儲備，雖然無法應付流感大流行。

多希認爲，批准神經氨酸酶抑制劑所需的證據水準過低。這種情況始於一九九〇年代末期，當時第一種神經氨酸酶抑制劑獲得審批，因此多希說克流感只需「達到較低標準」。他指出，即使在今天，也存在關於克流感如何發揮作用的問題。除了抑制神經氨酸酶外，它似乎對中樞神經系統也有直接影響，從而緩解與感染相關的發熱。如果這個發現是正確的，那麼克流感對類流感疾病的療效，可能不比阿斯匹靈好。

爭議將繼續存在，因爲從相互矛盾的資料中可以得出不同結論。多希堅定認爲需要進行決定性試驗，雖然試驗成本很高，但「與儲備這些藥物的成本相比，這只是九牛一毛」。

多希的博士論文標題爲〈流感：對當代醫學政治的研究〉，他對應對流感的官僚主義現實具有清晰認識。如果發生災難性流感疫情，我們會向聯邦政府求助，爲我們提供最好的藥物。因此，沒有人願意承擔責任，告訴世人我們使用的抗病毒藥物沒有效果，與其把錢花在儲備這些藥物上，不如花在其他更合適的地方。

皮特．帕萊塞（Peter Palese），長期擔任紐約西奈山伊坎醫學院微生物學系的教授和系主任，他幾乎參與涉及流感病毒研究的各個方面。他的實驗室是首個開發出能夠從零開始重建一九一八年流感病毒技術的實驗室。他在老鼠身上測試了重建的一九一八年流感病毒，並確定了它的危險性。他還是研究流感病毒在冬季傳播原因的團隊成員。帕萊塞寫了四百多篇關於流感病毒的研究論文，說他是流感病毒專家，不會有人有疑慮。他不認同美國食品藥物管理局要求的包裝資訊，即尚未證明克流感能降低與流感有關的細菌感染。這完全是時間問題：一旦出現流感症狀，該藥便無法再發揮效果。但他認爲，如果在早期服用，克流感實際上具有很好的療效。

事實上帕萊塞在一項關於克流感的研究中，使用了重建的一九一八年流感病毒。他和團隊成員一起用該病毒感染小鼠，並在六小時後開始用克流感做治療。他發現克流感能夠保護九〇%的小鼠免受致命感染。然而，該實驗存在的一個問題是，我們不知道使用了多少隻小鼠。這個細節非常重要，因爲如果只使用幾隻小鼠，我們可能無法相信實驗結果。驗證這個實驗似乎非常關鍵，但由於利用一九一八年流感病毒活體進行實驗的難度極大，因此還沒有人對其進行驗證。也就是說這個實驗僅告訴我們，如果治療足夠及時，抗病毒藥物似乎能保護一些小鼠免受感染。在有關克流感的令人沮喪的消息中，這給了我們一絲希望，但這遠遠不夠。

帕萊塞完全相信克流感的科學性和療效，並將克流感的批評者歸類爲聲名狼藉的反疫苗人士。需要說清楚的是，這兩者不具有可相提並論性，自閉症和疫苗之間沒有任何關聯[8]，多項研究都表明了這點；但同時有證據顯示，克流感只能將流感患者的症狀減少約一天。把這兩個問題混爲一談是不公平的，但帕萊塞的觀點表明，在關於克流感問題的爭論背後，存在非常深刻的因素。

克流感是天賜之物，還是一場騙局？還是介於兩者之間？在我撰寫這本書期間，我在同一周收到兩封郵件，這兩封郵件很恰當地說明關於神經氨酸酶抑制劑的爭論。一封郵件是製造商發給像我這樣的急診醫師的資料卡，鼓勵我們開出用於治療流感的靜脈注射藥物帕拉米韋。另一封郵件是我訂閱的《急診醫學新聞》月刊（急診醫學中最值得信賴的新聞來源），其在頭版刊登一篇文章，該文章以粗體、大字體標題，宣稱克流感「是醫學臨床實驗的垃圾」。

如果急診醫師對流感藥物感到困惑，那麼患者肯定也有同感。我對諸如克流感這樣的藥物持懷疑態度，但出於對再次爆發一九一八年流感大流行那樣的疫情的擔心，我不得不思考：如果像「一九一八」那樣的流感病毒經由鳥類或豬傳播到人類，我們還有什麼與之對抗的武器？難道用法爾茅斯的工廠產生的有毒煙霧嗎？在一九一八年流感大流行發生後的一個世紀，我們仍然沒有對抗流感的萬能藥。我們仍然採用不完美的治療方法，藉著儲備像克流感這樣的藥物以求安心，只是為了以防萬一。一位前美國疾病管制與預防中心專員，完美總結了我們的困境和能力極限，他告訴我：「克流感沒有效。所以趕快服用克流感吧。」

❽：有些反疫苗人士的家長認為，疫苗接種會導致自閉症。——編註

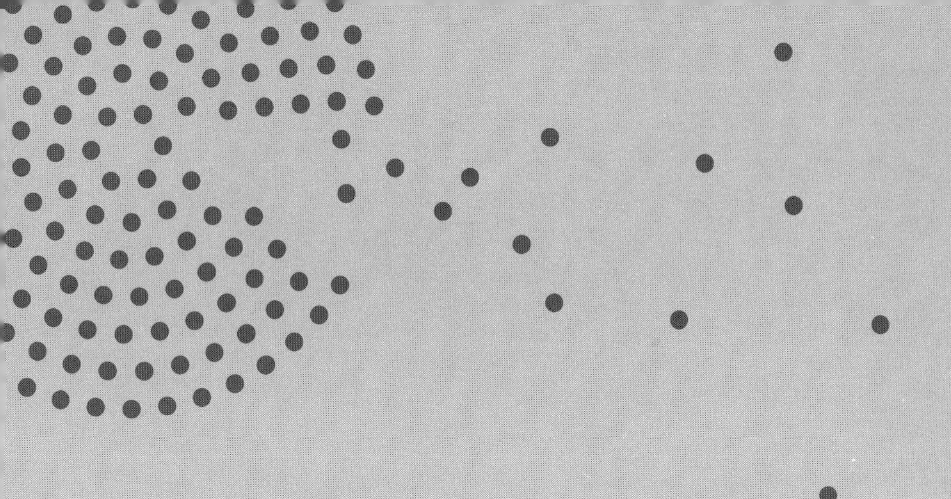

Chapter 9

疫苗尋找與施打：效用與成本的辯證

The Hunt for a Flu Vaccine

疫苗接種是一種用微生物感染健康的人，以預防疾病的過程，其歷史至少可追溯到一千年前。早在十世紀，中國人就採用某種接種方法，而在十八世紀的孟加拉（現在的印度和孟加拉），婆羅門種姓的人在其宗教儀式中使用了疫苗接種。每年春天，祭司都會前往印度鄉村，在人的身上切刮一塊銀幣大小的皮膚，使之出血，然後用含有天花病毒和兩三滴恒河水的棉球擦拭出血部位。

疫苗是現代醫學取得的一項重大成功。正因爲有了疫苗，我們不再容易罹患天花、小兒麻痺症或麻疹。然而流感疫苗則截然不同，其有效性因患者、人群和年度而異；它每個季節都需要更新，即使在表現好的年分，其有效性通常也不會超過五〇%。我們可能會依賴流感疫苗來避免感染流感，但事實證明，我們離發明可靠的流感疫苗仍然非常遙遠。

現代疫苗的產生，通常歸功於一七四九年出生的英國醫師愛德華·詹納（Edward Jenner）。詹納具有敏銳觀察力，對自然界擁有濃厚興趣，並且抽出時間進行認眞學習和藝術活動。他的研究範圍非常廣泛——從氫氣球到杜鵑的生命周期，他還寫詩，拉小提琴，但天花——或者更確切地說，根除天花——是他的偉大貢獻。正因爲有了詹納，我們今天才不必再擔心天花病毒。

天花是一種惡性疾病，致死率超過七五％。然而在十八世紀，有一群人似乎對天花具有免疫力：擠奶女工。根據觀察，在她們擠奶過程中，這些女性接觸到了較爲溫和的牛天花病毒，即牛痘。此後，這些女性便對更加致命的人類天花病毒產生免疫力。牛痘中的一些物質可以預防天花，因此在一七九六年，愛德華．詹納從一名擠奶女工手部的新鮮膿包中取出膿液，並將其注入一個名叫詹姆斯．菲普斯（James Phipps）的小男孩的皮膚下。在經歷一次短暫的輕微疾病後，菲普斯完全康復了。隨後詹納重複地用天花病變的刮屑感染這名男孩，但他未再生過病。詹納根據拉丁語「牛痘」（vaccinae）一詞，將該過程命名爲「疫苗接種」（vaccination）。這一技術迅速傳播到十九世紀的英格蘭及其他地區，挽救了無數生命，激發人們對該技術進行改進，並改變了歷史進程。

詹納的天花疫苗在接下來的幾十年中得到改良，並很快出現其他疫苗。路易士．巴斯德（Louis Pasteur）爲雞霍亂和炭疽等動物疾病開發數種疫苗，但他最重要的貢獻是狂犬病疫苗。在十九世紀，狂犬病是一種常見的致命疾病。人一旦被攜帶狂犬病毒的動物咬傷，病毒就會慢慢繁殖並感染大腦和神經系統。巴斯德不知道病毒的原因，但這並不重要。他解剖並乾燥了受感染動物的脊髓，然後將其注入試驗動物體內，試驗動物之後便對狂犬病展現出免疫力。事實上，巴斯德所做的是削弱病毒，使其具有最合適的毒性。因此，病毒既不會強到具有殺傷力，也不會弱到被我們的免疫系統忽視。

一百年前，在一九一八年流感大流行期間，不存在流感疫苗。需要記住的是，我們並不知道導致流感的確切原因，因此也就無法製造疫苗來保護我們，但這並未妨礙科學家和醫師採取一切措施來對抗疫情。一九一九年，來自明尼蘇達州羅賈斯特市梅奧診所的愛德華・羅森諾（Edward Rosenow），懇請其同事停止對流感病因的爭吵，並專注於這些正在肆虐的細菌。他從羅賈斯特市流感患者的痰和肺中分離出幾種細菌，配製出含有五種不同細菌的疫苗，並將其分發給十萬人。在位於波士頓的塔夫茨大學醫學院，透過利用來自切爾西海軍醫院的病毒株、卡尼醫院一名護士的鼻涕，以及德文斯軍營醫院的受感染患者，蒂莫西・利里（Timothy Leary）博士研製了混合疫苗。利里將這些樣品混合在一起，在瓊脂板上進行培養，然後對混合物進行滅菌。他研製的疫苗被送往舊金山市，至少有一萬八千人接種了該疫苗。

他們以及其他人的努力，爲飽受流感病毒蹂躪的美國帶來希望。當時一位衛生官員寫道，流感疫苗的最大價值在於緩解了「流感恐懼症」。**擔心和恐懼，與疾病本身**

一**樣猖獗**，任何能帶來精神救助的疫苗都受到人們歡迎。當然，沒有證據表明這些疫苗確實有效。今天，醫師們會盡量確保疫苗試驗符合嚴格標準，但一個世紀前並不存在這些標準。例如，許多疫苗試驗的對象是流感大流行早期階段結束後的倖存者，這意味著試驗對象在整體上具有一定程度免疫力。

直到一九三三年流感病毒被確定後，疫苗研究才開始加速，從此以後科學家便可以直擊流感疫情元兇，而不是應對疫情爆發後的混亂局面。起初，俄羅斯人在該領域取得領先地位，他們藉由在雞蛋之間移植流感病毒，從而降低其毒性。約有十億蘇聯人使用了弱化的活體流感病毒來接種疫苗，這種病毒在二十世紀末仍在使用。這種方法看似取得成功，但由於從未對活體流感疫苗進行嚴格檢測，因此仍然存在風險。由於這種疫苗使用活體病毒，因此可以與其他病毒株雜交，從而變成毒性更強的疫苗。

因此，疫苗研究人員將注意力轉向研製含有他們所謂的「非活性」病毒株的疫苗。病毒仍在雞胚中進行培養，但這種方法採用福馬林液浸泡，使其失去活性。儘管需要更高劑量的非活性疫苗來產生免疫反應，但不用擔心病毒複製。

在最初幾年，流感疫苗只含有一種A型流感病毒，因爲據人們所知，這是唯一存在的流感病毒。一九四〇年又發現了B型流感，從此人們需要不斷地調整疫苗，以應對多種持續進化的病毒株。到一九五〇年代，出現一種對A型和B型流感都有效的二價疫苗，但病毒的進化速度一直遠超過我們。到七〇年代末，科學家研製出一種三價疫苗，以對抗三種病毒株。在二〇一六至二〇一七年流感季期間，美國製造的大多數疫苗是四價的。根據過去經驗，我們可能很快就會使用五價甚至六價疫苗。過去一百年來，我們一直在與流感病毒進行持續的軍備競賽。

優質流感疫苗的關鍵是，將其與特定流感季中肆虐的病毒株相匹配。挑戰在於生產疫苗需要大約六個月時間，因此製造商的疫苗配方必須建立在世界衛生組織領頭進行的一些細緻檢測上。在全球八十個國家中，大約有一百一十個世界衛生組織流感中心，接收來自類流感疾病患者的鼻涕和喉嚨棉棒。

這些流感中心會識別正在流行的流感病毒株，它們偶爾會發現新的病毒株。當發現新病毒株時，它們會將其送往位於倫敦、亞特蘭大、墨爾本、東京或北京的五個合作中心中的一個，以進行更詳細的分子分析。世界衛生組織每年召開兩次（二月會議的議題爲北半球，九月會議的議題爲南半球）會議，以整理所有資訊，並爲即將到來的流感季推薦疫苗配方。在美國，位於亞特蘭大的美國疾病管制與預防中心提供額外的國內資料，而美國食品藥物管理局對疫苗的最終配方做最終決定。此後，製造商大約有六個月時間，將推薦的流感疫苗推向市場。

因爲流感病毒變異速度極快，所以確定精確配方非常具有挑戰性。在一些流感季，疫苗能夠對症下藥，但情況並非總是如此。如果病毒在二月的世界衛生組織會議後變異，疫苗和病毒就不會匹配。匹配率越低，疫苗的效果就越差。在情況較好的年分，預計疫苗有效率會達到五〇%至六〇%。在二〇〇四年至二〇〇五年的流感季，這個數字只有一〇%[1]，意味疫苗出現重大失敗。二〇一四年至二〇一五年的流感季也是個失敗例子，因爲新出現的H3病毒株未被納入疫苗。那次的疫苗有效率僅一九%，而這一數字在上一個流感季則超過五〇%。在我撰寫這本書時，我們正處於二〇一七年至二〇一八年流感季的中期[2]。到目前爲止，已出現接近創紀錄的住院患者，而疫苗有效率似乎不到二〇%。

即使疫苗和病毒的匹配率較高，不同人群也會對其產生不同反應。兒童對疫苗的反應非常好；老年患者的情況更加複雜，其整體免疫系統較弱，但會終生積累天然免疫力。可以這樣說，在經歷許多流感季之後，他們的免疫系統比年輕人更成熟。

美國和其他大多數已開發國家強烈建議老年人接種流感疫苗。一項研究對十個流感季中的十八個不同群體進行比較；研究發現，藉由接種疫苗，老年人在冬季的整體死亡率竟然降低五〇％。但美國疾病管制與預防中心的流行病學家已經證明，老年人的流感死亡率隨著疫苗接種率的增加而上升，這引發對老年人接種疫苗緊迫性的質疑。不過其實講白一點：即使老年人接種疫苗，他們仍然是最有可能死於流感的人群。

一種更妥善保護老年人的方法是，爲完全不同的人群接種疫苗：學童。這種想法在日本的一項自然實驗中得到充分證明。一九六二年至一九八七年，大多數日本學童接種了流感疫苗；強制性疫苗接種一度持續整整十年。疫苗接種率增加到八五％左右，但強制性疫苗接種計畫於一九九四年停止。在接下來的幾年裡，老年人在流感季期間的死亡人數有所增加。在美國，由於疫苗接種政策沒有變化，同一流感季的老年

❶：疫苗有效率的資料來自〈季節性流感疫苗效用〉，二〇〇五－二〇一八，美國疾病管制與預防中心。
❷：最近的一篇論文估計，疫苗的整體有效率爲三六％，但對流行的H3N2病毒的有效率只有二五％。

人死亡率保持不變。換句話說，爲一個人群接種疫苗，會使另一個人群受益。

我們可以用多種方式來解讀數據，而且每個國家都相應地制定了自己的政策。自二〇〇八年以來，美國疾病管制與預防中心已向美國所有健康兒童推薦接種流感疫苗。二〇一三年，英國分階段實施了兒童流感疫苗接種政策，而大多數歐洲國家並未實施該政策。德國只向老年人提供免費疫苗，父母必須爲孩子的疫苗付錢。在整個歐洲，兒童疫苗接種率爲一五％，而這一數字在美國接近六〇％。如果流感疫苗確實是人類對抗流感的最有效武器，爲什麼人們對其利用率卻大相徑庭？

因爲遵循美國疾病管制與預防中心的建議，我的同事們在喬治華盛頓大學醫院互相注射流感疫苗。幾個月後，當流感患者開始湧入急診室時，我會問他們是否接種流感疫苗。許多人接種流感疫苗，但他們還是染上流感。我非常清楚他們的感受，我唯一一次以病人身分前往急診室，是因爲我得了嚴重流感，而我當時已經接種流感疫苗。

儘管流感疫苗常常沒有效果，但美國人每年都會收到接種疫苗的提醒，並有機會接種。到八月底，藥局就會張貼宣傳海報，醫師診間則會做好準備。許多工作場所和宗教禮拜場所都會提供疫苗，醫院要求所有醫療服務人員接種疫苗。這項工作由美國疾病管制與預防中心推動，推薦所有超過半歲的人接種流感疫苗。

一張美國疾病管制與預防中心的海報引起我的注意，上面寫道：「誰需要接種流感疫苗？Ⓐ你，Ⓑ你，Ⓒ你，Ⓓ以上皆是」（正確答案是——Ⓓ，如果你想知道的話）。這張海報提醒我們「即便健康的人也會感染流感，而且情況可能會較爲嚴重。」接下來這則文字更是明確：「所有半歲以上的人都應該接種流感疫苗，就是指你。」

關於在美國使用疫苗的建議，由預防接種諮詢委員會（ACIP）提出，該委員會由十幾位具有疫苗接種研究、公共衛生和衛生政策背景的專家組成，每年召開三次會議，審查所有出現的新證據，並向美國疾病管制與預防中心主任提供有關疫苗使用的建議和指導。最近在二〇〇六年，該委員會建議流感疫苗應僅針對具有高度流感併發症風險的人群，和五十歲以上成人。但幾年後，該委員會建議所有半歲以上的每一個人都應該接種流感疫苗，此後這項建議就一直保持不變。

然而，其他國家並未效仿美國疾病管制與預防中心，爲每個人接種疫苗的公共衛生運動。歐洲和澳洲僅向年輕人、老年人和患有潛在疾病的人推薦疫苗，健康的成年人不在建議範圍之內。由於對流感病例的定義不同，每個國家蒐集統計資料的方式也不同，因此很難比較不同國家的流感死亡率。通常，病毒性流感和細菌性肺炎的死亡病例被列在一起，因此對從美國和英國獲得的資料進行比較頗具挑戰性❸。然而在英國，二〇一四年流感死亡率爲〇・二／一〇〇〇〇〇。這一數字在美國爲一・四／一〇〇〇〇〇。美國的流感死亡率比英國高出七倍，而英國的疫苗接種率遠低於美國。必須謹慎解讀這些數字，但它們至少顯示英國採取的措施是合理的。

我們如何才能恰當地確定美國實施的「全民接種疫苗計畫」，是否比英國的「部分人接種疫苗計畫」挽救更多生命、保護了更多人？我們必須進行嚴謹的臨床研究，並且由於在醫療保健服務中存在差異，因此需要在同一個國家內完成此類研究。也許對於一個流感季，我們應該鼓勵每個人都接種疫苗，而對於下一個流感季，我們只鼓勵那些面臨更大風險的人接種疫苗。我們可以比較兩組之間的流感死亡率，進而得到答案。

當然，情況比這更複雜。由於流感死亡率非常低，我們需要招募數十萬名患者，以確定疫苗是否發揮效果。我們還必須確定那些病人確實感染流感病毒，而不是導致類流感疾病的病毒。這將需要蒐集數十萬名患者的喉嚨棉棒，並將樣本送到實驗室進行檢測，此過程將消耗大量時間和金錢。此類實驗也可能受到每年流行的流感病毒株影響。如果某一年的病毒比下一年的病毒更具傳染性或更致命，試驗便不會收到任何效果。

我們可以從小型試驗中蒐集證據並觀察趨勢。二〇一四年，考科藍合作組織就使用了這種方法，當時他們審查了所有評估流感疫苗對健康美國成年人的影響的研究。這是一項艱巨任務，有九十項研究對比了接種疫苗和不接種疫苗的結果，共涉及八百萬名患者。其中一些試驗可能僅包括幾千名患者，因此不足以給出明確答案。而其他試驗的參與者，可能不是被隨機地分配到疫苗組或安慰劑組。但綜合起來，這些試驗的缺點和優點能夠得到平衡。

考科藍合作組織的審查發現，流感疫苗對健康成年人的影響「很小」。未接種疫

---

❸：對於美國，我採用K．D．科哈內克（K.D. Kochanek）等人的論文〈Deaths: Final Data for 2014〉。對於英國，我採用由英國國家統計局負責管理的NOMIS，網址爲https://www.nomisweb.co.uk/。

苗的人患病率大約爲二．五％，而接種疫苗的人患病率爲一．一％。他們之間的患病率差異太小，換句話說，需要爲七十一人接種疫苗，才能預防一例流感病例。疫苗沒有降低請假次數或住院次數。因此，疫苗確實可以預防年輕的健康成年人感染流感，但機率並不高。那麼，爲什麼美國仍然推薦全民接種疫苗，而英國卻沒有？

與克流感一樣，原因可歸結爲「語言」。在準備張貼在醫師診間的海報上，美國疾病管制與預防中心這樣描述流感：

流感可能使人咳嗽、喉嚨痛、發燒。患者也可能出現流鼻涕或鼻塞、疲倦、身體疼痛，或顯示患病的其他症狀。流感每年都會發生，在美國的秋冬季節更是常見。所有年齡層的人都可能感染流感，從嬰兒、年輕人到老年人。

情況看起來並不太糟糕。但是，在美國疾病管制與預防中心的流感網站主頁上，卻有如下資訊：

流感可導致輕度至重度疾病。感染流感的嚴重後果可能導致住院或死亡。有些人，例如老年人、幼兒和具有某些健康狀況的人，出現嚴重流感併發症的風險很高。

預防流感的最佳方法是每年接種疫苗。

美國疾病管制與預防中心對抗流感的方法，使人感覺這是一種可以藉由疫苗預防的潛在致命疾病。英國則採取另一種方法，以下是英國國民保健署對流感的建議：

流感是一種常見的傳染性病毒疾病，透過咳嗽和打噴嚏傳播。流感患者可能會感覺非常糟糕，但通常會在一周左右開始康復……（如果你是健康的成年人，）如果你具有類流感症狀，通常無需去醫院。最好的辦法是在家休息、保暖，並且多喝水以防止脫水。

其中並未提到流感會產生導致死亡的併發症，只是讓人們「保持冷靜，正常生活」，就像在一九一八年流感大流行期間一樣。在英國人看來，流感最多可能有點令人厭惡：

大多數人將完全康復，不會再產生任何問題，但老年人和患有某些長期疾病的人更容易感染重度流感或出現嚴重的併發症，如胸腔感染。

流感到底是殺手，還是小毛病？事實是，流感每年都會殺死許多美國人和英國人。但我們還知道，對於幾乎所有健康的人來說，流感只不過是一種小毛病。兩種說法都是正確的，這便是流感的本質，棘手且神祕，會導致一些患者身體不適，也會導致其他患者死亡，只是英國和美國的量化方式不同而已。

英國版的疾病管制與預防中心疫苗諮詢委員會，被稱爲「英國疫苗接種和免疫聯合委員會」（JCVI）。該委員會每年召開三次會議，審查科學證據，並在需要改變疫苗接種政策時向英國衛生部長提出建議。JCVI主席安德魯．波拉德（Andrew Pollard）原本是一名兒科醫師，現在擔任牛津大學兒科感染和免疫學教授。波拉德非常了解流感產生的多種影響，但對JCVI來說，最重要的衡量標準是成本效益。

當生命受到威脅時，關注成本的行爲可能看起來冷酷無情，但由於有限的資金和資源，魯莽或錯誤的資金使用可能導致不良的醫療行爲或更大的傷害。例如，爲心臟病患者花費一百萬美元購買藥物，每年可能挽救一千人的生命。如果把這一百萬美元用於子宮頸抹片檢查，每年將能挽救六萬名婦女的生命。哪一個更重要：挽救一千條生命，還是六萬條？問題的答案往往取決於，是誰在提問（以及所患的疾病是哪一種）。

波拉德和他在JCVI的團隊查看了衡量流感疫苗成本效益的研究。他們得出的結論是，鑒於極少有健康的年輕成年人因流感而產生嚴重病情或死亡，因此對該群體進行疫苗接種並不符合成本效益。

波拉德的委員會測算了衛生系統本身的成本：疫苗的成本是多少，以及患者在醫院或重症病房住的天數減少了多少。他們還估計了疫苗對患者因流感相關問題，而進行就診次數的影響。他們沒有測算的是更大的社會成本，包括勞動力損失、工資損失，或父母必須照顧孩子的時間。這些也是對社會造成的負擔，但JCVI並沒有考慮進去。當疫苗接種的對象是兒童、老人、身患疾病的人和孕婦時，疫苗對醫療系統來說便具有成本效益；讓健康的年輕成年人接種疫苗則不符合。

在美國，疫苗的成本效益因素不太重要，更重要的是疫苗有沒有效果[4]。這導致美國和英國在疫苗接種政策上的另一個不同，這個不同之處涉及水痘疫苗。水痘疫苗可以預防水痘和帶狀皰疹，帶狀皰疹是水痘的後期併發症。美國建議所有兒童接種水痘疫苗；首次接種是在一歲的時候，四年後是疫苗加強針。在英國，水痘疫苗未被列入兒童疫苗清單（但是建議七十歲以上接種該疫苗，因爲可以預防帶狀皰疹發生）。在美國，如果某種疫苗已被證明可以安全發揮效果，美國疾病管制與預防中心通常會推薦。

要知道，在一九七六年流感爆發之初，福特總統必須在兩種完全合理的建議中做出選擇：一種是盡快讓更多的人接種疫苗，另一種是儲備疫苗並觀察情況是否會變得更糟。福特總統拒絕等待、觀察。也許有人還記得他曾這樣表示：「我們不能拿國民的健康冒險，過度反應總好過反應不足。」

這便是美國在醫療服務中採用的最重要方法。我們隨時準備採取更多行動，嘗試最新的藥物或外科手術，因爲我們不想冒險。與其他西方國家相比，我們對胸痛患者進行更多心臟侵入性研究，但沒有眞正改善他們的狀況。我們將更多患者送入重症病房，儘管平均而言他們的病情沒有國外的病人嚴重[5]。我們對接近癌症末期的患者採用更多化療手段，儘管這既不會改善他們的生活品質，也不會延長他們的性命。我們之所以做這些事，是因爲我們有這個能力，否則會被視爲放棄——即使我們不做這麼多，也是非常明智和善意的決定。

流感不是癌症，也不是心臟病，但我們對它的態度代表我們對其他疾病的態度。反應過度是一種更好的選擇，如果存在可以利用的選項，我們就會嘗試。由於許多疫苗在預防和根除某些可怕的傳染病方面取得巨大成功，我們預計流感疫苗也會達到這樣的效果。這是另一種高科技解決方案。對大多數人來說，「疫苗」一詞意味會使你遠離疾病。在制定公益宣導時，如果想要使其既琅琅上口、又表達出微妙的資訊，難度非常大。

目前的版本是「爲所有半歲以上的人接種疫苗」，這既易於理解又容易記憶。一種更準確、但卻更笨拙的版本是：「爲學齡兒童和孕婦接種疫苗，也可以爲老年人

---

❹：《美國醫學會雜誌》報導指出，「美國的研究表明，讓健康的成年工人接種疫苗，可降低缺勤率和就醫的次數。當流感疫苗和流行的病毒匹配上，這種優勢顯而易見。在絕大多數時間，疫苗並不能提供全面的經濟效益。」

❺：在英國，每十萬人約有五張重症病床。美國這一數值大約是英國的五倍，即每十萬人有二十五張重症病床。英國人的預期壽命高於美國人。

（但存在矛盾證據）和慢性病患者接種疫苗，但不需要爲健康的年輕成年人接種疫苗。」這樣的資訊不太適合張貼在公告板上。在這種情況下，細微差別可能會引發危險。

尋求更好流感疫苗的努力仍在繼續。最好的流感疫苗應具有以下特點：涵蓋所有可能的流感病毒株（因此將不存在疫苗接種不匹配的問題），並且只需接種一次，而不是像現在這樣每年接種一次。全球有數十家研究實驗室，都在致力於研製所謂的通用疫苗，但到目前爲止尚未成功。流感病毒變異速度極快，因此我們想用一次預防接種的方法擊敗流感的做法總以失敗告終。雖然流感是一種常見疾病，但找到一種有效的流感疫苗，仍是一項極具挑戰性的工作。

Chapter 10

流感經濟：
疫情影響生意，生意影響疫情

The Business of Flu

在二〇一四年至二〇一五年的流感季，疫苗對A型流感病毒株的有效率僅為二九%。許多老年患者感染流感並死於隨後發作的細菌性肺炎。在英格蘭和威爾斯，根據政府的統計資料，這一數字出現增長，例如與二〇一四年一月相比，二〇一五年一月的死亡人數增加一萬二千人。三十年來流感死亡率一直在穩步下降，而現在其上升幅度超過五%。沒有人知道確切原因，原因或許該歸咎於對英國國民保健署預算的削減。救護車數量減少，急診科排隊時間更長，醫院工作人員比以往更加短缺。但蘇格蘭的國民保健署預算沒有削減，而該地區死亡率增加六%以上。整個歐洲，在年齡超過六十五歲的人口中，有二十一萬七千人死亡。

疫苗在那一年的有效率如此之低並不奇怪，疫苗有時與流行的病毒株相匹配；有時則不會。奇怪的是，精明的金融機構對待死亡人數飆升的方式。老年人數量降低，意味領取的退休福利減少，這對退休基金管理人員來說是一道福音。死亡人數增加代表解除超過二百八十億英鎊的養老金債務，也就是說，銀行和經理人將有巨額資金用於其他投資。死亡人數飆升肯定是異常現象，但金融部門對其進行仔細審查，以發現任何趨勢的蛛絲馬跡。因為其中涉及的金錢數額巨大，所以必須這麼做。

「從養老金計畫角度來看，這些新資料僅僅反應了大致情況，」世界最大人力資源公司美世的合夥人安德魯・沃德（Andrew Ward）表示，但「因爲預期壽命每增加一年，便可使債務增加五%，因此仍存在一些重大風險。」

這些計算都相當冷靜、殘酷，但生意終歸是生意。我的學位是醫學博士不是企管碩士，而且當時醫學院沒有開設任何醫學商業課程。我想本應該開設此類課程的，因爲醫療和商業之間存在緊密關係。醫療服務既需要花錢，也能夠賺錢。流感的爆發與紐約證券交易所開盤時間一樣規律。我們爲之購買保險，以很高的成本儲備克流感和其他藥品，最終目的是防止出現成本更高的流感大流行。流感影響生意，而生意又反過來影響流感。

這種情況至少持續一個世紀。一九一八年，老年人靠養老金過活，少有人購買壽險。而年輕人更有可能購買壽險，並且死於流感大流行的人數更多，這意味保險公司一定會虧損，事實正是如此。一九一八年十月，英國保險公司公平人壽保險協會，支付的賠付額是前一年的七倍多。大都會人壽保險公司支付的理賠金額，比預期金額高出二千四百萬美元，相當於今日的三億七千萬美元。

人壽保險業遭受重創。但一九一八年大流行病，還帶來其他經濟方面的影響，其中一些影響使倖存者頗爲受益。大批處於勞動年齡的男女紛紛病倒，停止工作，引發勞動力短缺問題。許多中年人的離世導致勞動力供給減少，工人紛紛提出加薪要求。在一些流感死亡率較高的州和城市，工人的工資增長更快。一項經濟研究顯示，在大流行病爆發之後的幾年裡，流感對人均收入的增長產生「巨大而強勁」的積極影響。某個家庭的悲劇，卻爲另一個家庭帶來新的機遇，以及更美好的生活。

然而，這場大流行病爲許多企業帶來毀滅性的打擊。在美國曼菲斯，由於沒人開火車，鐵路服務被削減。在肯塔基州和田納西州，煤炭開採量減少了一半。在小岩城，商人的收入下降七〇％。紐約市將營業時間錯開，以減少人與人之間的接觸，但業主和製造商向衛生局投訴，認爲這種做法有點過火。不久，銀行、劇院和百貨公司重新商定了營業時間表，允許延長營業時間。

從個人角度來看，流感也對經濟產生影響。一九一八年，與富人相比，窮人更容易因流感致死。擁擠的居住條件爲病毒的傳播創造了適合環境，因爲病毒可以經由咳嗽與打噴嚏，在人與人之間進行傳播。那些在社會經濟上處於不利地位的人遭受營養不良的折磨，更易受到這種疾病及其併發症的影響。一份報告顯示，窮人死於流感的可能性是富人的三倍。與住在一室的人相比，住在有四個房間的人，死亡率降低五六％。當然，在流感面前，富人也不能倖免──美國前總統格羅弗．克里夫蘭的妹妹、神探福爾摩斯的創作者柯南．道爾的家人，以及美國總統川普的祖父弗雷德里克，都死於流感。但當時與現在一樣，社會經濟地位是健康和生存的重要預測因素。

一九一八年病毒帶來的財務影響，甚至波及那些尚未出生之人的未來與生活。哥倫比亞大學經濟學家道格拉斯．阿蒙德（Douglas Almond）分析了當時的三大群體：一九一八年出生且自嬰兒時期就接觸到大流行病的群體、一九一九年出生且在母體就接觸到大流行病的群體，以及一九二〇年出生且根本沒有接觸到大流行病的群體。在母體就接觸到大流行病的群體，患生理缺陷的比率較高，受教育程度較低，成年後收入也較低。

與其他兩個群體相比，在母體就接觸到大流行病的群體完成高中學業的可能性降低五％，收入也少近一〇％，他們也更有可能領取社會福利或進監獄。另一項研究發現，那些在母體內接觸病毒的人，到六十歲時患心臟病的機率要比其他人高出二〇％。流感大流行，以人們無法預料到的方式，持續影響人類幾十年。

一些個人和企業卻因大流行病受益匪淺。人們對床墊的需求量很大，因爲許多病人不得不待在家臥床休息。藥局與殯儀館的生意都一樣興隆，費城的葬禮費用增加六倍。《華盛頓郵報》對所謂的「令人毛骨悚然的棺材壟斷」感到憤怒，認爲這種壟斷形式「以向人們索取天價的棺材費及遺體處理費用，扼住這個城市人民的咽喉。」如果你賺的是死人錢，那流感就是你的商機。

在流感大流行期間，商業與健康的交互纏繞，在紐約斯特蘭德劇院展現得淋漓盡致。一九一八年十月，在大流行病爆發的背景下，一部查理．卓別林主演的新電影上映了。《夏爾洛從軍記》（*Shoulder Arms*）是一部描寫法國戰場的戰爭喜劇，深受觀眾喜愛。也許他們需要借此分散注意力，找到離家外出的理由。由於觀眾人數眾多，電影的放映時間延長了。

該公司二十歲的經理哈洛．埃德爾（Harold Edel）在周刊《電影世界》（*Moving Picture World*）上刊登整頁廣告。埃德爾寫道，有些影院因爲「人們驚慌失措」而門可羅雀，所以他想稱讚那些「冒著生命危險前來觀影」的人們。在這則廣告下方，用雙底線和大字體標註健康委員會的建議：「避開擁擠人群。」埃德爾的廣告上繼續寫道：「紐約人冒著生命危險，使斯特蘭德劇院整周都座無虛席。」在黑暗動盪的時期，這無疑是個好商機。可惜埃德爾沒能看到自己在報紙上登的廣告，因爲在廣告送印前一周，他因流感而死。

將近一個世紀後，又有一個人因流感而獲利——或者說是利用人們對流感的恐懼獲利，而且最終又因流感丟了性命。二〇〇五年，年僅二十八歲的伊凡·莫里斯（Evan Morris），被製藥巨頭羅氏聘到華盛頓辦公室當說客。不久，莫里斯被委派管理一組初級遊說團隊，用五千萬美元預算影響政府決策。爲了讓事情順利進行，並使政客們繼續受益，莫里斯向民主黨和共和黨都提供三百萬美元政治捐款。他成爲華盛頓最成功的說客之一。二〇〇七年，他在華盛頓郊區購買一棟價值一百七十萬美元的房子；他的車庫停放幾輛保時捷。

華盛頓到處都是說客的影子。二〇一六年，共有一萬一千萬個這樣的說客。他們擁有三十一億美元資金來遊說立法者和聯邦政府，以便支持那些對企業有利的規章制度。那一年，說客投入資金最多的不是能源部門，其投資只有區區三億一百萬美元；

也不是國防部門，說客只投入一億二千八百萬美元。在遊說上花費最多的行業當時是——現在也是——醫療保健業。二〇一六年，醫療保健公司在遊說上花費大約五億美元，這筆款項中有一半來自製藥業。莫里斯是某個重要領域的大玩家，他因爲流感的爆發而大獲成功。

在小布希總統發表二〇〇五年有關應對流感大流行新政策公告前幾周，莫里斯聘請顧問，他們的任務只有一個：**激起人們對禽流感的恐懼，以便銷出更多克流感**。無論這種行爲是否真的影響了總統的公告，莫里斯對結果很滿意。政府購買價值超過十億美元的克流感，爲國家戰略儲備物品。莫里斯代表克流感製造商羅氏繼續進行遊說，並因此獲得豐厚報酬。二〇一一年，他以三百一十萬美元現金，買下切薩皮克灣的一處濱海房產，他稱之爲：克流感買的房子。

《華爾街日報》刊登一篇有關莫里斯的精采報導。報導稱，莫里斯的雇主隨後收到匿名警告，稱其「財務安排極不尋常」。莫里斯被指控涉嫌挪用數百萬美元公款來維持自己的奢華生活，他還被指控向客戶提供非法回扣。二〇一五年七月九日，他被傳喚到華盛頓辦公室與法律事務負責人會面。莫里斯意識到他遇到麻煩，於是縮短會面時間，然後迅速抽身離開。他買了一把槍，驅車前往他最喜歡的高爾夫球場，吃了一頓牛排當晚餐，請大家喝了一輪酒。他走到離俱樂部幾百碼遠的一個火山坑前，手裡拿著一瓶昂貴香檳。他把自己人壽保險公司和理財規畫師的詳細資訊發給妻子。然後，開槍自殺。

目前還無法確定是否就是因爲這個人，美國政府就買了價值十億美元的克流感。但很明顯，藉由銷售與流感有關的產品，人們可以一夜暴富。當公益事業也能獲得豐厚利潤時，你就會聽到類似莫里斯的故事。

當然，遊說可能是一種正面力量，尤其是在對抗大流行病時。在過去幾十年裡，許多團體提倡進行更多愛滋病毒研究。爲此，美國衛生研究院撥出一〇%的專款預算[1]。該筆研究經費每年大約有三十億美元——鑒於只有不足一%的美國人感染愛滋病毒，這是一筆巨額資金。激進主義分子和說客提請立法者關注這種未引起人們重視的疾病，所以美國投入更多的研究經費。雖然愛滋病仍是一種嚴重疾病，但抗病毒藥物已經把這種致命瘟疫變成一種在很大程度上可控制的慢性病。如果沒有人遊說政府，這些藥物就不會存在。

由於對流感大流行進行的相關遊說，有幾個行業頗爲受益。科學家們希望自己的研究能夠得到人們支持，以便研發出更好的藥物和疫苗。像美國衛生研究院和疾病管制與預防中心這樣的聯邦機構，有可能會獲得更多資助。製藥公司希望生產並銷售大量藥品，但如果政府沒有承諾購買數百萬疫苗和抗病毒藥物當成儲備物資，企業就不會投資數十億美元巨資，將其推向市場。

我們要把錢用在刀口。僅美國衛生與公共服務部的某特定辦公室，就獲得近二億一千三百萬美元資助。類似機構還有很多。爲了對自然災害和突發公衛事件有所準備並做出回應，在二〇〇六年卡崔娜颶風之後，美國創辦「緊急整備及應變司」（ASPR），其預算的一一%用於應付傳染病和大流行性流感的爆發。難道這樣做就夠了嗎？

一位前ASPR官員表示，情況並非如此。他告訴我說：「我們做的準備工作比以往任何時候都好，但是我們還沒有爲流感大流行做好充分準備。」他指出，與自然災害不同，流行病的傳播「較爲緩慢」。流感以緩慢而穩定的方式進行傳播，這意味我們常常會忽視它的存在；聯邦資金經常被用於更緊迫和更有形的災難上，比如洪水或地震，這樣的災難會在沒有任何預警的情況下來襲，所以急需人道主義援助。

❶：這一〇%的專款預算始於二十世紀九〇年代，並於二〇一五年結束，因爲美國國會不再要求這樣做。

聯邦資源的籌備具有周期性。一件不好的事發生了，或政府的一項職能失靈了，他們就用錢來解決問題。隨著時間推移，流感並沒有大規模捲土重來，取而代之的是人們對籌備工作的厭倦。伴隨著新優先事項的制定，資金被用於其他領域——直到發生另一場災難，此時整個周期又開始了。**人們不是恐慌，就是變得麻痺而大意**。因此，防範流感的資金援助因預算周期而迴異。二〇一四年，ASPR收到一筆一億一千一百萬美元資金用於防備流感。一年後，預算下降六〇%，只有六千八百萬美元。

但二〇一七年的情況要好一些，防範流感大流行的預算增至一億二千一百萬美元。在波動範圍如此大的情況下，制定一個長達一年多的規畫極富挑戰性，而且耗時多年的研究專案幾乎不可能得到人們資助。我們需要把防範流感的措施納入衛生保健系統，這樣我們就可以把注意力放在漏洞上，而不是預算上。

預防流感的支出只占治療流感費用的一小部分。在流感研究上，美國衛生研究院投入巨資。每年美國衛生研究院在研究項目上花費約二億二千萬美元❷，研究範圍涵蓋病毒是如何進化的，以及如何研製更好的疫苗和下一代流感藥物等方面。美國衛生研究院估計，在研究上每投入一美元，就會刺激私人企業花費八美元。在這方面，流感並不會讓我們的經濟產生不良影響，它就像一種激素，激發了全國各地的工作機會與企業創新，包括讓你能在家中客廳的沙發上檢測流感。

我們已能使用家用器具來測量膽固醇值，檢查是否懷孕以及是否感染愛滋病毒，但目前還不存在家用流感檢測設備。加州一家名爲Cue的公司希望能提供這種工具包進行一系列的醫學測試，套句該公司出資拍攝的廣告臺詞，就是「健康由你掌握。」該廣告的劇情是一個四、五歲的孩子在用棉棒擦鼻子，媽媽把棉棒插入放在桌上的一臺銀色盒子裡：Cue機器（Cue Machine），然後她的iPhone上跳出一條訊息：檢測到流感！媽媽淡定地按下醫師聯繫鍵，螢幕上很快出現一位醫師的臉，說他正把處方送往當地藥房；而在這一切發生的同時，爸爸收到一條警訊：在您家中檢測到流感。

❷：很難獲得確切金額，因爲是從查找任何以「流感」等爲關鍵字的項目而編制的報告。即便如此，這仍是我們最接近的估計。

在二〇〇九年豬流感爆發期間，Cue公司的兩位創始人首次想到家庭流感檢測。鑒於當時的宣傳及媒體炒作，商機應運而生。最初，天使投資人資助Cue公司二百萬美元資金；二〇一四年又獲得七百五十萬美元資金。

其中一位創始人說道：「這個生意採取的是刮鬍刀與刀片模式（razor-and-blade model）❸，而我們並不打算靠刮鬍刀賺錢。」在這個商業模式中，扮演「刮鬍刀」角色的是一臺外表光滑的銀色測試機（售價一九九美元）；「刀片」則是檢測盒，每盒售價四美元，但需補充。

總體來說，類似的流感快篩不是非常準確，最好的篩檢工具靈敏度只有七五%。這表示如果你患了流感，檢測成功的機率只有七五%；或者換言之，有二五%的流感患者無法透過流感篩檢工具檢測出來。這顯然無法讓人放心，也說明這些測試的局限性。

Cue公司還能快速檢測維他命D含量。只是這對戰勝流感有用嗎？更好的問題是爲什麼要測量身體的維他命D含量呢？只需每周三次讓臉或手臂曬十五分鐘陽光，身體就會產生所需的維他命D。如果眞的很擔心不足，可以每天服用一片維他命錠。假如持之以恆這麼做，身體的維生素D含量將會非常理想，也沒有必要每天測量。

如果有幾百美元餘錢，而且喜歡有藍牙連接的時髦商品，Cue可能就適合你；但對大多數人來說，你的智慧型手機發送一條訊息，告知你的症狀是由流感引起的，這似乎沒什麼好處。我懷疑老年人或慢性病患者根本不會花錢購買這樣的科技產品，縱使不買也沒什麼大不了。當這些高危險群出現流感症狀時，他們眞正需要的是醫療護理——一種他們應該尋求的服務，而不是等著應用程式告訴他們要怎麼做。

儘管流感帶來商機，但沒有人希望靠類似一九一八年爆發疫情的流感來振興經濟，事實上，相反的情況反而比較可能發生。如果想了解流感大爆發可能造成的經濟混亂，不妨從閱讀一篇主題是〈美國流感爆發的總體經濟影響〉（*Total Economic Consequences of an Influenza Outbreak in the United States*）的論文開始，雖然其中的內容令人感到憂心。這篇論文作者是三位經濟學家，他們建立一個複雜模型，考慮了流感大流行經常被忽視的一些影響。以旅遊業爲例，流感大流行會嚇跑國內外遊客，從航空業到飯店，所有相關行業都會受影響。旅行限制可能會讓加油站、電影院，以及公

❸：又稱「免費贈品行銷」（freebie marketing），指先以低價出售、甚至免費贈送某商品，目的是爲了從該項低價或免費商品的補充性商品（complementary good）獲取高利潤。如以低價出售刮鬍刀，換取消費者日後持續添購利潤較高的刮鬍刀片。——編註

共交通的業績大幅下降。運送貨物的卡車司機將會請病假，因此從燃料油到馬鈴薯等所有貨物的供應都會受到影響。這些行業都將出現經濟衰退現象。如果把這些因素以及更多方面的情況考慮在內，美國爆發嚴重流感的經濟損失成本，估計在二百億到二百五十億美元之間，這與洛杉磯全面停電兩周造成的經濟損失大致相當。

但流感和商業之間存在相互影響關係。航空公司可能會受到大流行病的影響，但航空旅行可能是造成大流行病的原因之一。就像郵輪把一九一八年的病毒傳染給弱勢群體一樣，載送人們穿過白雲的超大密閉金屬圓柱體，是完美的流感孵化器。在另一場災難——九一一恐怖攻擊發生前，我們不知道航空旅行在流感傳播中起了多大作用。九一一恐怖攻擊發生後國際航班急劇減少，很長一段時間內，乘坐飛機旅行的人數不斷減少。而那一年，流感病毒的高峰期比平常晚了兩周。

也許沒有什麼商業活動，比每年舉行的美式足球年度冠軍賽「超級盃」（Super Bowl），更能代表美國的精神了。但我必須警告大家，不要太爲你的所屬城市球隊加油，因為事實證明，如果你的所屬城市球隊在比賽過程中一路順暢，你把流感帶回家的風險就會增加[4]。

查爾斯．施特克爾（Charles Stoecker）是杜蘭大學的衛生經濟學家，他深入研究美式足球超級盃大賽對流感的影響情況。幾年前在休士頓參加一場研討會時，他聽到一則新聞報導說脫衣舞產業的人手短缺。當美式足球超級盃大賽在這座城市舉辦時，大批荷爾蒙過剩的年輕男子湧向這座城市，而當地脫衣舞俱樂部的女郎不足，無法滿足需求。有人建議從其他地方調些脫衣舞女郎，填補勞動力的空缺，而這讓施特克爾想到可能發生的健康後果。這會導致更多的性傳播疾病嗎？施特克爾很快意識到，他不可能獲得回答這個問題所需的資料，但他已決意進行這方面的研究。

美式足球超級盃大賽於每年流感高峰期的二月舉行。他想知道，參與超級盃盛事，是如何影響因流感致死的人數。施特克爾的理論是這樣的：如果你支持的城市球隊參加超級盃大賽，那麼會有更多人回到故鄉的運動酒吧和餐館裡觀賽。更多球迷將

[4]：超級盃是一戰定生死，且超級盃的主辦場地不一定在參賽球隊主場，而是一個事先決定好的城市，如二〇一六年的參賽隊伍是「丹佛野馬」及「卡羅萊納黑豹」，但舉辦場地卻是在舊金山。所以雖然超級盃的主辦城市才是人潮匯聚之處，但其實主辦城市通常並非參賽隊伍。——編註

會在超級盃大賽派對上密切接觸，共同進食暢飲。這種社會融合的增加，會傳播更多流感。理論上來說，這會增加死亡人數，尤其是老年人的死亡數量。

爲了驗證他的假設，施特克爾分析過去二十五年內有關流感的死亡人數，和超級盃大賽舉辦次數的資料。他的論文題目是：〈成功得打個噴嚏：進入超級盃的城市參賽隊伍與當地流感死亡率的關係〉（*Success Is Something to Sneeze At: Influenza Mortality in Regions That Send Teams to the Super Bowl*）。

他發現，球員前去參加超級盃大賽，會導致該球員家鄉的老年人因流感死亡的人數增加一八％。在超級盃被安排在接近流感高發期的那幾年，其影響甚至更爲嚴重，美國國內流感死亡人數增加七倍。老年人即使對超級盃的參與度沒有年輕人那麼高，他們也有患病風險，因爲攜帶病毒的人數及人員的流動性都增加了。

爲了確定這種影響是眞實存在，而不僅是統計上的巧合，施特克爾分析某座城市在派出一支球隊參加超級盃大賽前後的季節裡，因感染流感而死亡的人數。如果流感的肆虐眞的是因爲超級盃，那麼在這段時間裡如果當地球隊並未參賽，則死亡率本應保持不變。事實證明正是如此，因流感致死的正常死亡率沒有明顯變化。施特克爾研究了心臟病、癌症、意外事故，和自殺等其他原因造成的死亡人數爲其實驗對照。如果他提出的理論是正確的，那麼社會混合應該只會影響像流感這樣的傳染性疾病，並不會影響其他疾病。在研究這些資料時，他發現如果某座城市派出一支球隊參加當年舉行的超級盃，當地死於癌症等疾病的人數並沒有增加。而如果混合理論確實是流感死亡率上升的原因，這將會是可預期的結果。

資料還顯示，流感發病率沒有發生變化的，是「舉辦超級盃大賽的城市」，而不是那些派隊參賽的城市。前往觀看超級盃的遊客並沒有把流感傳染給當地居民，這也是有原因的。儘管大賽是在寒冬季節舉行，但主辦城市通常氣候都很溫暖，這也是這些城市被選爲主辦地點的首要原因。但是流感更適宜寒冷天氣，所以主辦城市的天氣緩解了社會融合對流感死亡率可能產生的影響。當施特科爾的研究結果發表時，《紐約時報》一則新聞標題寫道，〈你們的球隊打進超級盃了嗎？最好先打一針流感疫苗〉。

衛生保健專家經常談論疾病爲社會帶來的負擔，並按致命程度對其進行排序。這就是我們經常聽到人們說頭號殺手是心臟病，而癌症排在第二位的原因。流感和肺炎並列第八，僅次糖尿病，但排名高於腎病。但只要對流感的影響進行深入研究，就會發現一個遠比排在前十名的致命疾病更爲複雜的事實：**從祕密的物資儲備到美式足球超級盃大賽，從全球經濟到平均預期壽命，流感病毒影響了社會的各方面**。

一九一八年的大流行病帶來嚴重的經濟影響，其中有些在幾十年後才顯現出來。在大流行病過去一個世紀之後，流感以不可預測的方式威脅著我們的經濟。各行各業以及政府部門都致力對抗流感，他們每年會花費與創造數百萬美元，有時是出於公益，有時是因爲浪費或腐敗。我們的生活——不僅是我們的個人健康——與流感密不可分，但我們卻對其認識不深。當我們認爲已經掌握病毒的行蹤時，病毒總會逃出掌控並再次讓我們出乎意料，比人類更狡猾。這是大自然的奧祕之處。人類智力何時能贏過流感的老謀深算？我想，短期內都不會。

【後記】

大流行病無法避免，但我們可以做得更好

各位在前言已經認識了歐騰，她是一位勤勞、健康、擁有兩個孩子的母親。在流感大流行爆發近一百年後的今天，因為染上流感，她曾經生命垂危。在我快要完成這本書時，我曾經與她聊過，因為我還有一個問題要問。我們做好迎接下一場類似一九一八年大流行病的準備了嗎？大多數專家認為，下一次疫情爆發只是時間問題。歐騰的故事，有助我們把未來的思緒集中在三件事上：我們對病毒的**認知**、對病毒的**應對措施**，以及對下一次疫情所做的**準備**。

首先，在對抗流感的鬥爭中，我們所取得的最大成就是，我們知道了流感的起因。一九一八年，當數以百萬計的人臥病在床、奄奄一息時，我們對幾乎造成世界末日的罪魁禍首一無所知。它可能是細菌，可能是我們呼吸的空氣，或者只因為缺少陽光，也許是與天體排列同樣神祕的事物。在一個世紀內，我們發現了病毒的存在，

根據其結構和作用對其進行分類、追蹤其傳播和變異方式，甚至拍下很多照片。在北極，我們挖出一九一八年的流感病毒，然後在實驗室裡將其拼湊起來。我們破譯它的基因組成，並在一片爭議聲中將其復活。但是，如果我們無法根除流感，那麼始於十九世紀中葉，並以抗生素和疫苗發明爲代表的醫療革命就無法完成。

同樣令人印象深刻的，是我們**應對**病毒的方式。戰備基金中最重要的新工具，與病毒本身無關。這些工具包括用於治療流感後可能出現的併發症的抗生素、重症加護病房、肺病患者必須使用的呼吸器，以及了解急診護理和傳染病來龍去脈的專家。一九一八年的流感病毒摧毀許多城市，使經濟幾乎陷入癱瘓，當時缺乏有效的治療方法，人們唯一能做的就是在等待病人康復或死亡時進行口頭上的安慰。江湖密醫越來越多，甚至像放血術這樣的主流療法更可能造成病人死亡，而不是治癒。雖然如今的情況已截然不同，但我們仍然缺乏一種有效對抗流感病毒的藥物。

人們目前只能用抗病毒藥物來應對。只是，從好的方面看，這些藥物的效果有一定的爭議性；從壞的方面看，這些藥物根本沒什麼效。我們迫切需要研發一種能夠徹底摧毀病毒的、安全有效的藥物。幾十年來，許多人一直在爲實現目標努力著，但我們依然心有餘力不足。我們能夠做出反應，但我們仍然缺少應對措施，即我們眞正需要的一種藥物。

一九一八年，人類沒有做好準備。今天，我們更善於防備於未然。美國各州都制定應對流感大流行的計畫，這些計畫涉及各方面，如獲取疫苗、協調醫院，以及在學校體育館和療養院設立輔助治療場所等。就聯邦政府層面而言，國家戰略儲備儲存數百萬劑流感疫苗和抗病毒藥物。美國衛生與公共服務部在二〇一七年更新《流感大流行計畫》，該計畫長達五十多頁，前言寫道：「大流行性流感不是理論上的威脅，準確地說，是一種反覆發生的威脅。即便如此，我們也不知道下一次大流行病何時會爆發，也不知道會造成多嚴重的後果。」

做好疫情預防準備的關鍵要素，是每年的流感疫苗，但有效性幾乎不超過五〇%。儘管人們一致認爲高危險群應接種疫苗，但我們仍然沒有足夠理由迫使政府制定其他決策，如健康的成年人是否應接受疫苗接種等。獲得必要的證據需要我們付出昂貴代價，但只相當於一小部分囤積那些價值可疑的疫苗和藥物的成本。

我們目前的預備方案是假定會出現另一場與一九一八年大流行病規模相似的疫情。許多專家擔心，這場疫情比其他潛在的健康危機帶來的影響更大。那麼在過去一百年內，一九一八年的悲劇爲什麼沒有重演？在現代醫學取得巨大進步的今天，我們是否有必要因爲過去的創傷及對未來的焦慮，而擔心一種極不可能發生的情況？

對待這個問題，人們通常持有兩種態度：悲觀主義和樂觀主義。對悲觀主義者來說，下一次流感疫情貌似是致命、不可避免的。新聞媒體充斥著悲觀主義者，因爲悲觀主義容易製造頭條新聞。從雜誌到有線新聞，再到我讀過的幾乎每一本有關流感的書，很明顯地，令人恐慌的是大流行病不可避免。以下是悲觀主義者可能站得住腳的主要原因：「專家已經提出了警告。他們了解流感，並一直致力研究這種病毒。我們應該重視專家的話，因爲他們是認眞的。」

一九一八年的大流行病及一九五七年和一九六八年的流感疫情，證實了致命流感浪潮的發生並非僅停留在理論上。我們完全有理由假設，過去的疫情在未來眞會重演。

最近還出現其他流行疾病，如SARS、伊波拉病毒和茲卡病毒。這些病毒使我們對未來可能發生的事有了一定的認知。這些疾病不分國界，流感也沒有國界。自一九一八年（當時從美國到英國的唯一途徑是五天的海上航行）至今，國際旅行業飛

速發展。今天，同樣地航程搭乘飛機只需六小時。我們以驚人速度在世界各地穿梭，我們攜帶的病毒也是如此。❶

儘管我們對流感已有些了解，但仍有許多知識亟待探索。例如，我們不知道為什麼一九一八年的病毒偏愛年輕人；為什麼對我們中的一些人來說只是一種輕微疾病，但對另一些人來說卻是致命疾病。如果不了解病毒的這些面向，我們就無法為此做好充分準備。

我們飼養的家禽數量也迅速增加。雖然與家禽相比，禽流感在野鴨和野鵝身上更為常見，但我們飼養和消費的絕大多數禽類更有可能傳播禽流感。二〇〇五年，全球禽肉產量超過八千一百萬公噸，其中大部分來自中國和泰國。正是在這些國家，禽流感蔓延到人類身上。上述因素加上國際旅行的機率，都可能會帶來致命後果。

流感容易在人群密集的地方傳播。一九一八年，共同住在擁擠不堪的房子或公寓裡的家庭成員很快就感染這種病毒。今天，我們面臨一個無法改變的事實是，生活在

❶：多年前，由於出現機械問題，一架飛機在跑道上滯留三個小時，當時機上有一名患有流感的乘客。三天後，將近四分之三的乘客感染同樣地流感病毒。

非洲、亞洲和拉丁美洲的很多居民，依然住在擁擠的房屋裡。美國也不能倖免，大約有三百萬美國人生活在擁擠的環境中。在紐約，將近九%的家庭——超過二十八萬個家庭——居住環境過度擁擠。在美國，即使住在寬敞的房子或公寓裡，也可能每天早上都要和幾十個人一起坐地鐵或公車上班或上學。

這些因素，都表明大流行病無法避免。但在得出這個結論之前，我們不妨給樂觀主義者一個機會。我們有充分理由相信，一九一八年的災難不會重演。隨著時間推移，重疾或大流行病的致命性越來越低。二〇〇九年爆發的豬流感疫情顯示，我們可能高估其嚴重程度。關於疾病的嚴重性，過去、將來，都會出現很多炒作。

每年都有人死於流感，但過量死亡的人數——尤其是因爲特別令人討厭的流感病毒致死的人數，並沒有增加。這種現象可能與我們自己的干預措施關係不大，但與病毒本身的進化壓力脫不了關係。病毒需要傳播以持續繁殖。一種非常強效的病毒能迅速奪去宿主性命，或使其臥床休息，但這樣一來病毒就不大容易傳播了。從流感病毒的角度來看，繁殖和傳播的最佳對策是使患者避免患上嚴重疾病，讓新感染的患者繼續與健康的人來往，這樣病毒藉由咳嗽和打噴嚏進入新宿主的機會將大大增加。在這方面，進化理論站在我們這一邊：不易致死的病毒繁殖的機會大增，但也不會導致一場致命疫情爆發。

人們認為一九一八年流感大流行病罕見的另一個原因是，某些條件必須完全符合，病毒才會產生致命性。病毒必須從鳥類身上傳播到豬宿主身上，然後再傳播給人類，這需要一組特定的基因交換和基因突變。如果不具備這些條件，病毒就不會產生如此的致命性。病毒還必須具備良好傳播條件，第一次世界大戰期間，擁擠不堪的軍營和軍艦、工人們工作的工廠、群衆居住的廉價公寓都提供這些條件。另外還有導致許多人死亡的細菌感染問題，但如今我們已有抗生素可對應。

權衡證據後，我不確定自己究竟該加入哪一方。我是悲觀主義者嗎？還是樂觀主義者？各方都有令人信服的理由。對我來說，各方似乎都言之有理。流感大流行沒有爆發的年分，是樂觀主義者繼續保持樂觀的另一個原因——不過如果你是一個悲觀主義者，在這種情況下你會覺得我們活在借來的時間裡。

當然，我們聽到悲觀消息的可能性更大，因為悲觀主義者的聲音更響亮。衛生官員總是根據最壞的情況提出建議；網路和有線電視上永無止境的新聞報導，總是使用恐嚇戰術來吸引我們的注意力。刻意營造的恐慌會讓人產生焦慮，所以不要寄望在媒體得到正確的流感預測資訊；而且如果後續出現更多類似二〇〇九年那樣嚴重程度和傳播速度被過分誇大了的流感季，你也不必驚訝。

樂觀主義者也面臨一個嚴重問題。美國人是一支年輕又樂觀的民族，喜歡閱讀關於幸福的書，喜歡遠離麻煩和過去的消極情緒。但是疾病有自己的歷史，如果我們不研究過去，就很容易身處險境。一九一八年確實具有爆發流感大流行的條件，從那時起，其中一些條件已經發生根本性的變化。但同樣眞實的是，某些新的、無法預見的情況可能會導致其他疾病爆發。

悲觀主義者總是抱怨過去；樂觀主義者總是期待不一樣的未來。現實主義者則活在當下，他們觀察事實，並在此過程中進行更正。當談到流感時，我會偏向現實主義陣營。我相信，我們可以反思人類遭遇流感大流行的經歷，利用現有知識、採取切實行動以防範於未然。爲了做到這點，我們需要思考一個更關鍵的問題，這問題不會涉及到醫學、科學，或政策面，而是涉及我們的集體記憶：爲什麼我們不做更多，將流感的歷史演變成爲一種集體記憶？悲觀主義者可能會沉溺於過去，而樂觀主義者往往會忘掉過去。現實主義者則利用對過去的認識，了解現在和未來。

由於多年來一直致力這項研究中，我得出一個比較現實的結論：在將一九一八年的大流行留在我們的集體意識這方面，我們做得還不夠。舉辦一九一八年流感大流行的百年紀念，可說是朝正確方向邁出一步，但只是很小的一步。增加我們對疾病所應有的警惕性，需要整個社會能夠理解疾病的影響，了解疾病在過去帶來的後果，以及現在對我們造成的影響。當然，研究經費有助改變這種結果，但在與疾病抗爭的過程中，最重要的是在大學實驗室和學術研討會之外，對其進行廣泛的討論和理解。

我們紀念戰爭，但其他極具破壞性的事件也應留在集體記憶中。我希望在首都看到一座一九一八年流感大流行紀念碑，以紀念我們遭受的損失、反思我們所取得的成就，並提醒我們還有很多事需要去做。

這個世紀是災難、自然災害、世界大戰、疾病，以及衝突不斷的世紀；也是一個大規模擴張、融合、全球影響、技術突破，和取得醫療成功的世紀。這是人類的失敗，也是人類的勝利。流感大流行，印證了這兩大故事脈絡。人們的身體處於危險之中，而大腦卻仍停留在舒適區。也許到一九一八年大流行病紀念碑建成之時，我們也同步慶祝人類有了治癒流感的方法。

Influenza. New Haven, CT: Yale University Press, 1920.
Wootton, D. Bad Medicine: Doctors Doing Harm since Hippocrates. Oxford: Oxford University Press, 2006.
Yamanouchi, T., K. Sakakami, and S. Iwashima."The Infecting Agent in Influenza: An Experimental Research."Lancet 193, no. 4997 (1919): 971.
Yang, Y., A. V. Diez Roux, and C. R. Bingham."Variability and Seasonality of Active Transportation in USA: Evidence from the 2001 NHTS."International Journal of Behavioral Nutrition and Physical Activity 8 (2011): 96.
Zadshir, A., N. Tareen, D. Pan, K. Norris, and D. Martins."The Prevalence of Hypovitaminosis D among U.S. Adults: Data from the NHANES III."Ethnicity & Disease 15, no. 4, suppl. 5 (2005): S5–97–101.
Zhang, X., M. I. Meltzer, and P. M. Wortley."FluSurge—a Tool to Estimate Demand for Hospital Services during the Next Pandemic Influenza."Medical Decision Making 26, no. 6 (2006): 617–23.

(1918): 1087.

Urashima, M., T. Segawa, M. Okazaki, M. Kurihara, Y. Wada, and H. Ida."Randomized Trial of Vitamin D Supplementation to Prevent Seasonal Influenza A in Schoolchildren."American Journal of Clinical Nutrition 91, no. 5 (2010): 1255–60.

Valdivia, A., J. Lopez-Alcalde, M. Vicente, M. Pichiule, M. Ruiz, and M. Ordobas."Monitoring Influenza Activity in Europe with Google Flu Trends: Comparison with the Findings of Sentinel Physician Networks—Results for 2009–10."Eurosurveillance 15, no. 29 (2010): ii:19621.

Vaughan, V. C. Doctor's Memories. New York: Bobbs-Merrill Company, 1926.

Von Alvensleben, A."Influenza According to Hoyle."Nature 344, no. 6265 (1990): 374.

Watanabe, T., G. Zhong, C. A. Russell, N. Nakajima, M. Hatta, A. Hanson, R. McBride, et al. "Circulating Avian Influenza Viruses Closely Related to the 1918 Virus Have Pandemic Potential."Cell Host & Microbe 15, no. 6 (2014): 692–705.

Welch, S. J., S. S. Jones, and T. Allen."Mapping the 24-Hour Emergency Department Cycle to Improve Patient Flow."Joint Commission Journal on Quality and Patient Safety 33, no. 5 (2007): 247–55.

Welsch, R. A Treasury of Nebraska Pioneer Folklore. Lincoln: University of Nebraska Press, 1967.

Winternitz, M. C., I. M. Wason, and F. P. McNamara. The Pathology of

Taubenberger, J. K., A. H. Reid, and T. G. Fanning."Capturing a Killer Flu Virus."Scientific American 292, no. 1 (January 2005): 62–71.

Taubenberger, J. K., A. H. Reid, A. E. Krafft, K. E. Bijwaard, and T. G. Fanning."Initial Genetic Characterization of the 1918'Spanish'Influenza Virus."Science 275, no. 5307 (1997): 1793–96.

Taubenberger, J. K., A. H. Reid, R. M. Lourens, R. Wang, G. Jin, and T. G. Fanning. "Characterization of the 1918 Influenza Virus Polymerase Genes." Nature 437, no. 7060 (2005): 889–93.

Thompson, W. W., D. K. Shay, E. Weintraub, L. Brammer, N. Cox, L. J. Anderson, and K. Fukuda. "Mortality Associated with Influenza and Respiratory Syncytial Virus in the United States." JAMA 289, no. 2 (2003): 179–86.

Tiwari, Y., S. Goel, and A. Singh."Arrival Time Pattern and Waiting Time Distribution of Patients in the Emergency Outpatient Department of a Tertiary Level Health Care Institution of North India."Journal of Emergencies, Trauma, and Shock 7, no. 3 (2014): 160–65.

Tumpey, T. M., C. F. Basler, P. V. Aguilar, H. Zeng, A. Solorzano, D. E. Swayne, N. J. Cox et al. "Characterization of the Reconstructed 1918 Spanish Influenza Pandemic Virus."Science 310, no. 5745 (2005): 77–80.

"Undetermined Disease—Valencia."Public Health Reports 33, no. 26

Intravenous Peramivir: Evaluation of Safety in the Treatment of Hospitalized Patients Infected with 2009 H1N1 Influenza A Virus."Clinical Infectious Diseases 55, no. 1 (2012): 1–7.

Spurgeon, D."Roche Canada Stops Distributing Oseltamivir."British Medical Journal 331, no. 7524 (2005): 1041.

Starko, K. M."Salicylates and Pandemic Influenza Mortality, 1918–1919: Pharmacology, Pathology, and Historic Evidence."Clinical Infectious Diseases 49, no. 9 (2009): 1405–10.

Stern, H. Theory and Practice of Bloodletting. New York: Rebman Company, 1915.

Stoecker, C., N. Sanders, and A. Barreca."Success Is Something to Sneeze At: Influenza Mortality in Regions That Send Teams to the Super Bowl."Tulane Economics Working Paper Series 2015; working paper 1501.

Sydenstricker, E."The Incidence of Influenza among Persons of Different Economic Status during the Epidemic of 1918." Public Health Reports 46, no. 4 (1931): 154–70.

Taubenberger, J. K."The Origin and Virulence of the 1918'Spanish'Influenza Virus." Proceedings of the American Philosophical Society 150, no. 1 (2006): 86–112.

Taubenberger, J. K., J. V. Hultin, and D. M. Morens."Discovery and Characterization of the 1918 Pandemic Influenza Virus in Historical Context."Antiviral Therapy 12, no. 4, part B (2007): 581–91.

C. Y. Atkins, K. Owusu-Edusei et al."Estimating the Burden of 2009 Pandemic Influenza A (H1N1) in the United States (April 2009–April 2010)."Clinical Infectious Diseases 52, suppl. 1 (2011): S75–82.
Shufflebotham, F."Influenza among Poison Gas Workers."British Medical Journal 1, no. 3042 (1919): 478–79.
Skowronski, D. M., C. Chambers, G. De Serres, J. A. Dickinson, A. L. Winter, R. Hickman, T. Chan et al."Early Season Co-circulation of Influenza A(H3N2) and B(Yamagata): Interim Estimates of 2017/18 Vaccine Effectiveness, Canada, January 2018."Eurosurveillance 23, no. 5 (2018): DOI: 10.3201/eid1201.051254.
Smith, D. C."Quinine and Fever: The Development of the Effective Dosage."Journal of the History of Medicine and Allied Sciences 31, no. 3 (1976): 343–67.
Smith, D. W., and B. S. Bradshaw."Variation in Life Expectancy during the Twentieth Century in the United States."Demography 43, no. 4 (2006): 647–57.
Smith, W., C. Andrewes, and P. Laidlaw."A Virus Obtained from Influenza Patients."Lancet 2, no. 5723 (1933): 66–68.
Sneader, W. Drug Discovery: A History. Hoboken, NJ: Wiley & Sons, 2005.
Sorbello, A., S. C. Jones, W. Carter, K. Struble, R. Boucher, M. Truffa, D. Birnkrant et al. "Emergency Use Authorization for

Sencer, D. J., and J. D. Millar."Reflections on the 1976 Swine Flu Vaccination Program." Emerging Infectious Diseases 12, no. 1 (2006): 29–33.

Shadrin, A. S., I. G. Marinich, and L. Y. Taros."Experimental and Epidemiological Estimation of Seasonal and Climato-Geographical Features of Non-Specific Resistance of the Organism to Influenza."Journal of Hygiene, Epidemiology, Microbiology, and Immunology 21, no. 2 (1977): 155–61.

Shaman, J., and A. Karspeck."Forecasting Seasonal Outbreaks of Influenza."Proceedings of the National Academy of Sciences 109, no. 50 (2012): 20425–30.

Shaman, J., A. Karspeck, W. Yang, J. Tamerius, and M. Lipsitch."Real-Time Influenza Forecasts during the 2012–2013 Season."Nature Communications 4 (2013): 2837.

Shanks, G. D., S. Burroughs, J. D. Sohn, N. C. Waters, V. F. Smith, M. Waller, and J. F. Brundage. "Variable Mortality from the 1918–1919 Influenza Pandemic during Military Training." Military Medicine 181, no. 8 (2016): 878–82.

Sherertz, R. J., and H. J. Sherertz."Influenza in the Preantibiotic Era."Infectious Diseases in Clinical Practice 14, no. 3 (2006): 127.

Shortridge, K. F."The 1918'Spanish'Flu: Pearls from Swine?"Nature Medicine 5, no. 4 (1999): 384–85.

Shrestha, S. S., D. L. Swerdlow, R. H. Borse, V. S. Prabhu, L. Finelli,

Stallknecht, and D. E. Swayne. "Chlorine Inactivation of Highly Pathogenic Avian Influenza Virus (H5N1)."Emerging Infectious Diseases 13, no. 10 (2007): 1568–70.

Riedel, S."Edward Jenner and the History of Smallpox and Vaccination."Proceedings (Baylor University Medical Center) 18, no. 1 (2005): 21–25.

Robins, N. S. Copeland's Cure: Homeopathy and the War between Conventional and Alternative Medicine. New York: Knopf, 2005.

Rose, A., G. Oladosu, and S. Liao."Business Interruption Impacts of a Terrorist Attack on the Electric Power System of Los Angeles: Customer Resilience to a Total Blackout."Risk Analysis 27, no. 3 (2009): 513–31.

Rosenow, E."Prophylactic Inoculation against Respiratory Infections."JAMA 72, no. 1 (1919): 31–34

Ross, R. S."A Parlous State of Storm and Stress. The Life and Times of James B. Herrick." Circulation 67, no. 5 (1983): 955–59.

Saketkhoo, K., A. Januszkiewicz, and M. A. Sackner."Effects of Drinking Hot Water, Cold Water, and Chicken Soup on Nasal Mucus Velocity and Nasal Airflow Resistance."Chest 74, no. 4 (1978): 408–10.

Saunders-Hastings, P. R., and D. Krewski."Reviewing the History of Pandemic Influenza: Understanding Patterns of Emergence and Transmission."Pathogens 5, no. 4 (2016): 66.

Venesection with Reference to Lobar Pneumonia."JAMA 78, no. 4 (1922): 257–58.

Polgreen, P. M., F. D. Nelson, and G. R. Neumann. "Use of Prediction Markets to Forecast Infectious Disease Activity." Clinical Infectious Diseases 44, no. 2 (2007): 272–79.

Prager, F., D. Wei, and A. Rose."Total Economic Consequences of an Influenza Outbreak in the United States."Risk Analysis 37, no. 1 (2017): 4–19.

Price, G. M."Influenza—Destroyer and Teacher."Survey 41, no. 12 (1918): 367–69.

"Proceedings of the Forty-Sixth Annual Meeting of the American Public Health Association." American Journal of Public Health 9, no. 2 (1919): 130–42.

Reichert, T. A., N. Sugaya, D. S. Fedson, W. P. Glezen, L. Simonsen, and M. Tashiro."The Japanese Experience with Vaccinating Schoolchildren against Influenza."New England Journal of Medicine 344, no. 12 (2001): 889–96.

Reid, A. H., T. A. Janczewski, R. M. Lourens, A. J. Elliot, R. S. Daniels, C. L. Berry, J. S. Oxford, and J. K. Taubenberger."1918 Influenza Pandemic Caused by Highly Conserved Viruses with Two Receptor-Binding Variants."Emerging Infectious Diseases 9, no. 10 (2003): 1249–53.

Rice, E. W., N. J. Adcock, M. Sivaganesan, J. D. Brown, D. E.

One 8, no. 2 (2013): e57485.

Olitsky, P., and F. Gates."Experimental Study of the Nasopharyngeal Secretions from Influenza Patients."JAMA 74, no. 22 (1920): 1497–99.

Opie, E., A. Freeman, F. Blake, J. Small, and T. Rivers."Pneumonia at Camp Funston."JAMA 72, no. 2 (1919): 108–13.

Ortiz, J. R., L. Kamimoto, R. E. Aubert, J. Yao, D. K. Shay, J. S. Bresee, and R. S. Epstein. "Oseltamivir Prescribing in Pharmacy-Benefits Database, United States, 2004–2005." Emerging Infectious Diseases 14, no. 8 (2008): 1280–83.

Oshinsky, D. M. Polio: An American Story. Oxford: Oxford University Press, 2005.

Oxford, J. S."The So-Called Great Spanish Influenza Pandemic of 1918 May Have Originated in France in 1916."Philosophical Transactions of the Royal Society of London, Series B: Biological Sciences 356, no. 1416 (2001): 1857–59.

Patterson, K. D. Pandemic Influenza, 1700–1900. Totowa, NJ: Rowman and Littlefield, 1986.

Patwardhan, A., and R. Bilkovski."Comparison: Flu Prescription Sales Data from a Retail Pharmacy in the U.S. with Google Flu Trends and U.S. ILINet (CDC) Data as Flu Activity Indicator."PLoS One 7, no. 8 (2012): e43611.

Petersen, W. F., and S. A. Levinson."The Therapeutic Effect of

Commercial Airliner."American Journal of Epidemiology 110, no. 1 (1979): 1–6.

Murdoch, D. R., S. Slow, S. T. Chambers, L. C. Jennings, A. W. Stewart, P. C. Priest, C. M. Florkowski, J. H. Livesey, A. C. Camargo, and R. Scragg."Effect of Vitamin D3 Supplementation on Upper Respiratory Tract Infections in Healthy Adults: The Vidaris Randomized Controlled Trial."JAMA 308, no. 13 (2012): 1333–39.

Murray, C. J., A. D. Lopez, B. Chin, D. Feehan, and K. H. Hill."Estimation of Potential Global Pandemic Influenza Mortality on the Basis of Vital Registry Data from the 1918–20 Pandemic: A Quantitative Analysis."Lancet 368, no. 9554 (2006): 2211–18.

Murthy, S., and H. Wunsch."Clinical Review: International Comparisons in Critical Care—Lessons Learned."Critical Care 16, no. 2 (2012): 218.

Nguyen, J. L., J. Schwartz, and D. W. Dockery."The Relationship between Indoor and Outdoor Temperature, Apparent Temperature, Relative Humidity, and Absolute Humidity."Indoor Air 24, no. 1 (2014): 103–12.

Nicolson, J. The Great Silence, 1918–1920: Living in the Shadow of the Great War. London: Grove Press, 2010.

Noti, J. D., F. M. Blachere, C. M. McMillen, W. G. Lindsley, M. L. Kashon, D. R. Slaughter, and D. H. Beezhold."High Humidity Leads to Loss of Infectious Influenza Virus from Simulated Coughs."PLoS

Vaccines 15, no. 5 (2016): 659–70.
McOscar, J."Influenza in the Lay Press."British Medical Journal 2, no. 3019 (1918): 534.
Mitton, S. Fred Hoyle: A Life in Science. Cambridge: Cambridge University Press, 2011.
Molinari, N. A., I. R. Ortega-Sanchez, M. L. Messonnier, W. W. Thompson, P. M. Wortley, E. Weintraub, and C. B. Bridges."The Annual Impact of Seasonal Influenza in the U.S.: Measuring Disease Burden and Costs."Vaccine 25, no. 27 (2007): 5086–96.
Morens, D. M."Death of a President."New England Journal of Medicine 341, no. 24 (1999): 1845–49.
Morens, D. M., and A. S. Fauci."The 1918 Influenza Pandemic: Insights for the 21st Century." Journal of Infectious Disease 195, no. 7 (2007): 1019–28.
Morens, D. M., G. K. Folkers, and A. S. Fauci."What Is a Pandemic?"Journal of Infectious Disease 200, no. 7 (2009): 1018–21.
Morens, D. M., J. K. Taubenberger, and A. S. Fauci."The Persistent Legacy of the 1918 Influenza Virus."New England Journal of Medicine 361, no. 3 (2009): 225–29.
Moscona, A."Neuraminidase Inhibitors for Influenza."New England Journal of Medicine 353, no. 13 (2005): 1363–73.
Moser, M. R., T. R. Bender, H. S. Margolis, G. R. Noble, A. P. Kendal, and D. G. Ritter."An Outbreak of Influenza aboard a

Coronavirus: Insight from ACE2-S-Protein Interactions." Journal of Virology 80, no. 9 (2006): 4211–19.

Linder, J. A."Vitamin D and the Cure for the Common Cold."JAMA 308, no. 13 (2012): 1375–76.

Lowen, A. C., S. Mubareka, J. Steel, and P. Palese."Influenza Virus Transmission Is Dependent on Relative Humidity and Temperature."PLoS Pathogens 3, no. 10 (2007): 1470–76.

Malik, M. T., A. Gumel, L. H. Thompson, T. Strome, and S. M. Mahmud."'Google Flu Trends' and Emergency Department Triage Data Predicted the 2009 Pandemic H1N1 Waves in Manitoba."Canadian Journal of Public Health 102, no. 4 (2011): 294–97.

Mamelund, S. E."A Socially Neutral Disease? Individual Social Class, Household Wealth and Mortality from Spanish Influenza in Two Socially Contrasting Parishes in Kristiania 1918–19." Social Science & Medicine 62, no. 4 (2006): 923–40.

McCarthy, M. L., S. L. Zeger, R. Ding, D. Aronsky, N. R. Hoot, and G. D. Kelen."The Challenge of Predicting Demand for Emergency Department Services."Academic Emergency Medicine 15, no. 4 (2008): 337–46.

McGuire, A., M. Drummond, and S. Keeping."Childhood and Adolescent Influenza Vaccination in Europe: A Review of Current Policies and Recommendations for the Future."Expert Review of

Kochanek, K. D., S. L. Murphy, J. Xu, and B. Tejada-Vera."Deaths: Final Data for 2014." National Vital Statistics Reports 65, no. 4 (2016): 1–122.

Kolata, G. Flu: The Story of the Great Influenza Pandemic of 1918 and the Search for the Virus That Caused It. New York: Touchstone, 2005.

Lamb, F., and E. Brannin."The Epidemic Respiratory Infection at Camp Cody N.M."JAMA 72, no. 15 (1919): 1056–62.

Langford, C."Did the 1918–19 Influenza Pandemic Originate in China?"Population and Development Review 31, no. 3 (2005): 479–505.

Langmuir, A. D., T. D. Worthen, J. Solomon, C. G. Ray, and E. Petersen."The Thucydides Syndrome. A New Hypothesis for the Cause of the Plague of Athens."New England Journal of Medicine 313, no. 16 (1985): 1027–30.

Lazer, D., R. Kennedy, G. King, and A. Vespignani."The Parable of Google Flu: Traps in Big Data Analysis."Science 343, no. 6176 (2014): 1203–5.

Leary, T."The Use of the Influenza Vaccine in the Present Epidemic."American Journal of Public Health 8, no. 10 (1918): 754–55.

Li, W., S. K. Wong, F. Li, J. H. Kuhn, I. C. Huang, H. Choe, and M. Farzan."Animal Origins of the Severe Acute Respiratory Syndrome

Hayden."Impact of Oseltamivir Treatment on Influenza-Related Lower Respiratory Tract Complications and Hospitalizations." Archives of Internal Medicine 163, no. 14 (2003): 1667–72.

Kamat, S., V. Maniaci, M. Y. Linares, and J. M. Lozano."Pediatric Psychiatric Emergency Department Visits during a Full Moon."Pediatric Emergency Care 30, no. 12 (2014): 875–78.

Kelly, H., and K. Grant."Interim Analysis of Pandemic Influenza (H1N1) 2009 in Australia: Surveillance Trends, Age of Infection and Effectiveness of Seasonal Vaccination." Eurosurveillance 14, no. 31 (2009): 1–5.

Kennedy, D."Better Never Than Late."Science 310, no. 5746 (2005): 195.

Khan, A., and W. Patrick. The Next Pandemic: On the Front Lines against Humankind's Gravest Dangers. New York: PublicAffairs, 2016.

Kilbourne, E. D."Influenza Pandemics of the 20th Century."Emerging Infectious Diseases 12, no. 1 (2006): 9–14.

Klein, H. A."The Treatment of Spanish Influenza. "JAMA 71, no. 18 (1918): 1510.

Kluger, M. J. Fever: Its Biology, Evolution, and Function. Princeton, NJ: Princeton University Press, 1979.

Kmietowicz, Z."Use Leftover Tamiflu to Grit Icy Roads, MP Suggests."British Medical Journal 340 (2010): c501.

JAMA 63, no. 3 (1914): 267.
"Influenza: Kansas—Haskell."Public Health Reports 33, no. 14 (1918): 502.
Jack, A."Flu's Unexpected Bonus."British Medical Journal 339 (2009): b3811."James B. Herrick (1861–1954)."JAMA 16, no. 186 (1963): 722–23.
Jefferson, T."Influenza Vaccination: Policy versus Evidence."British Medical Journal 333, no. 7574 (2006): 912–15.
Jefferson, T., V. Demicheli, D. Rivetti, M. Jones, C. Di Pietrantonj, and A. Rivetti."Antivirals for Influenza in Healthy Adults: Systematic Review."Lancet 367, no. 9507 (2006): 303–13.
Jefferson, T., and P. Doshi."Multisystem Failure: The Story of Anti-influenza Drugs."British Medical Journal 348 (2014): g2263.
Jefferson, T., M. A. Jones, P. Doshi, C. B. Del Mar, R. Hama, M. J. Thompson, E. A. Spencer et al. "Neuraminidase Inhibitors for Preventing and Treating Influenza in Healthy Adults and Children."Cochrane Database of Systematic Reviews 4 (2014): CD008965.
Jenner, E. An Inquiry into the Causes and Effects of the Variolae Vaccinae, a Disease Discovered in Some of the Western Counties of England, Particularly Gloucestershire, and Known by the Name of the Cow Pox. London: Sampson Low, 1798.
Kaiser, L., C. Wat, T. Mills, P. Mahoney, P. Ward, and F.

Institutions in England: Population Survey."Age and Ageing 34 no. 5 (2006): 485–91.
Hirve, S., L. P. Newman, J. Paget, E. Azziz-Baumgartner, J. Fitzner, N. Bhat, K. Vandemaele, and W. Zhang."Influenza Seasonality in the Tropics and Subtropics—When to Vaccinate?"PLoS One 11, no. 4 (2016): e0153003.
Honigsbaum, M."Regulating the 1918–19 Pandemic: Flu, Stoicism and the Northcliffe Press." Medical History 57, no. 2 (2013): 165–85.
Hopkirk, A. F. Influenza: Its History, Nature, Cause and Treatment. New York: Walter Scott Publishing, 1914.
Hoyle, F., and C. Wickramasinghe. Evolution from Space: A Theory of Cosmic Creationism. New York: Simon & Schuster, 1982.
Hoyle, F., and N. C. Wickramasinghe."Sunspots and Influenza."Nature 343, no. 6256 (1990): 304.
Hughes, S. S. The Virus: A History of the Concept. London: Heinemann Educational Books, Science History Publications, 1977.
Influenza Committee of the Advisory Board to the D.G.M.S., France."The Influenza Epidemic in the British Armies in France, 1918." British Medical Journal 2, no. 3019 (1918): 505–9.
"Influenza Discussions."American Journal of Public Health 9, no. 2 (1919): 136.
"Influenza: Its History, Nature, Cause and Treatment."Book review.

Henderson, D. A., B. Courtney, T. V. Inglesby, E. Toner, and J. B. Nuzzo."Public Health and Medical Responses to the 1957–58 Influenza Pandemic."Biosecurity and Bioterrorism 7, no. 3 (2009): 265–73.

Herfst, S., E. J. Schrauwen, M. Linster, S. Chutinimitkul, E. De Wit, V. J. Munster, E. M. Sorrell et al."Airborne Transmission of Influenza A/H5N1 Virus between Ferrets."Science 336, no. 6088 (2012): 1534–41.

Hernan, M. A., and M. Lipsitch."Oseltamivir and Risk of Lower Respiratory Tract Complications in Patients with Flu Symptoms: A Meta-analysis of Eleven Randomized Clinical Trials."Clinical Infectious Diseases 53, no. 3 (2011): 277–79.

Herrick, J. B."Treatment of Influenza by Means Other Than Vaccines and Serums."JAMA 73, no. 7 (1919): 482–87.

Hiam, L., D. Dorling, D. Harrison, and M. McKee."What Caused the Spike in Mortality in England and Wales in January 2015?"Journal of the Royal Society of Medicine 110, no. 4 (2017): 131–37.

Hildreth, M. L."The Influenza Epidemic of 1918–1919 in France: Contemporary Concepts of Aetiology, Therapy, and Prevention."Social History of Medicine 4, no. 2 (1991): 277–94.

Hirani, V., and P. Primatesta."Vitamin D Concentrations among People Aged 65 Years and Over Living in Private Households and

Grist, N. R."Pandemic Influenza 1918."British Medical Journal 2, no. 6205 (1979): 1632–33.

Gross, C. P., and K. A. Sepkowitz."The Myth of the Medical Breakthrough: Smallpox, Vaccination, and Jenner Reconsidered."International Journal of Infectious Disease 3, no. 1 (1998): 54–60.

Hammond, G. W., R. L. Raddatz, and D. E. Gelskey."Impact of Atmospheric Dispersion and Transport of Viral Aerosols on the Epidemiology of Influenza."Reviews of Infectious Diseases 11, no. 3 (1989): 494–97.

Hammond, J. A. B., W. Rolland, and T. H. G. Shore."Purulent Bronchitis: A Study of Cases Occurring amongst the British Troops at a Base in France."Lancet 190, no. 4898 (1917): 41–45.

Hannoun, C."The Evolving History of Influenza Viruses and Influenza Vaccines."Expert Review of Vaccines 12, no. 9 (2013): 1085–94.

Hawkes, N."Sharp Spike in Deaths in England and Wales Needs Investigating, Says Public Health Expert."British Medical Journal 352 (2016): i981.

Hayden, F. G., J. J . Treanor, R. F. Betts, M. Lobo, J. D. Esinhart, and E. K. Hussey."Safety and Efficacy of the Neuraminidase Inhibitor GG167 in Experimental Human Influenza."JAMA 275, no. 4 (1996): 295–99.

with Vaccines: Recommendations of the Advisory Committee on Immunization Practices (ACIP), 2010."MMWR Recommendations and Reports 59, no. RR-8 (2010): 1–62.

Garrett, T."Pandemic Economics: The 1918 Influenza and Its Modern-Day Implications."Federal Reserve Bank of St. Louis Review 90, no. 2 (2008): 75–93.

—."War and Pestilence as Labor Market Shocks: U.S. Manufacturing Wage Growth 1914–1919."Economic Inquiry 47, no. 4 (2009): 711–25.

Gaydos, J. C., F. H. Top Jr., R. A. Hodder, and P. K. Russell."Swine Influenza A Outbreak, Fort Dix, New Jersey, 1976."Emerging Infectious Diseases 12, no. 1 (2006): 23–28.

Gerdil, C."The Annual Production Cycle for Influenza Vaccine."Vaccine 21, no. 16 (2003): 1776–79.

Glatstein, M., and D. Scolnik."Fever: To Treat or Not to Treat?"World Journal of Pediatrics 4, no. 4 (2008): 245–47.

Godlee, F."Conflicts of Interest and Pandemic Flu."British Medical Journal 340 (2010): c2947.

Gregor, A."A Note on the Epidemiology of Influenza among Workers."British Medical Journal 1, no. 3035 (1919): 242–43.

Grijalva, C. G., J. P. Nuorti, and M. R. Griffin."Antibiotic Prescription Rates for Acute Respiratory Tract Infections in U.S. Ambulatory Settings."JAMA 302, no. 7 (2009): 758–66.

Duncan, K. Hunting the 1918 Flu: One Scientist's Search for a Killer Virus. Toronto: University of Toronto Press, 2003.

Earn, D. J., P. W. Andrews, and B. M. Bolker."Population-Level Effects of Suppressing Fever." Proceedings of the Royal Society B: Biological Sciences 281, no. 1778 (2014): 20132570.

Edmond, J. D., R. G. Johnston, D. Kidd, H. J. Rylance, and R. G. Sommerville."The Inhibition of Neuraminidase and Antiviral Action."British Journal of Pharmacology and Chemotherapy 27, no. 2 (1966): 415–26.

Emerman, M., and H. S. Malik."Paleovirology—Modern Consequences of Ancient Viruses." PLoS Biology 8, no. 2 (2010): e1000301."The Epidemic of Influenza."JAMA 71, no. 13 (1918): 1063–64.

Evans, S. S., E. A. Repasky, and D. T. Fisher."Fever and the Thermal Regulation of Immunity: The Immune System Feels the Heat."Nature Reviews Immunology 15, no. 6 (2015): 335–49.

Eyler, J. M."The State of Science, Microbiology, and Vaccines circa 1918."Public Health Reports 125, suppl. 3 (2010): 27–36.

Fabier, F."Traitement de la Grippe par les Injections de Quinine."Journal de Médecine et de Chirurgie Pratiques 90 (1919): 783–84.

Fiore, A. E., T. M. Uyeki, K. Broder, L. Finelli, G. L. Euler, J. A. Singleton, J. K. Iskander et al. "Prevention and Control of Influenza

Creighton, C. A History of Epidemics in Britain. New York: Barnes & Noble, 1965.

Crosby, A. W. America's Forgotten Pandemic: The Influenza of 1918. Cambridge: Cambridge University Press, 2003.

Das, D., K. Mertzger, R. Heffernan, S. Balter, D. Weiss, and F. Mostashari."Monitoring Over-the-Counter Medication Sales for Early Detection of Disease Outbreaks—New York City."MMWR Supplements 54 (2005): 41–46.

Debauche, L. Reel Patriotism: The Movies and World War I. Madison: University of Wisconsin Press, 1997.

Demicheli, V., T. Jefferson, L. A. Al-Ansary, E. Ferroni, and C. Di Pietrantonj."Vaccines for Preventing Influenza in Healthy Adults."Cochrane Database of Systematic Reviews 3 (2014): CD001269.

Dobson, J., R. J. Whitley, S. Pocock, and A. S. Monto."Oseltamivir Treatment for Influenza in Adults: A Meta-analysis of Randomised Controlled Trials."Lancet 385, no. 9979 (2015): 1729–37.

Doshi, P."The Elusive Definition of Pandemic Influenza."Bulletin of the World Health Organization 89 no. 7 (2011): 532–38.

—."The 2009 Influenza Pandemic."Lancet Infectious Diseases 13, no. 3 (2013): 193.

Dow, K., and S. Cutter."Crying Wolf: Repeat Responses to Hurricane Evacuation Orders." Coastal Management 26, no. 4 (1998): 237–52.

Cannell, J. J., R. Vieth, J. C. Umhau, M. F. Holick, W. B. Grant, S. Madronich, C. F. Garland, and E. Giovannucci."Epidemic Influenza and Vitamin D."Epidemiology & Infection 134, no. 6 (2006): 1129–40.

Cello, J., A. V. Paul, and E. Wimmer."Chemical Synthesis of Poliovirus cDNA: Generation of Infectious Virus in the Absence of Natural Template."Science 297, no. 5583 (2002): 1016–18.

Centers for Disease Control and Prevention."Update: Drug Susceptibility of Swine-Origin Influenza A (H1N1) Viruses, April 2009."Morbidity and Mortality Weekly Report 58, no. 16 (2009): 433–35.

Chartrand, C., M. M. Leeflang, J. Minion, T. Brewer, and M. Pai."Accuracy of Rapid Influenza Diagnostic Tests: A Meta-analysis."Annals of Internal Medicine 156, no. 7 (2006): 500–11.

Collier, R. The Plague of the Spanish Lady: The Influenza Pandemic of 1918–1919. London: Macmillan, 1974.

Cook, S., C. Conrad, A. L. Fowlkes, and M. H. Mohebbi."Assessing Google Flu Trends Performance in the United States during the 2009 Influenza Virus A (H1N1) Pandemic."PLoS One 6, no. 8 (2011): e23610.

Cooper Cole, C. E."Preliminary Report on Influenza Epidemic at Bramshott in September-October, 1918."British Medical Journal 2, no. 3021 (1918): 566–68.

Bergman, P., A. U. Lindh, L. Bjorkhem-Bergman, and J. D. Lindh."Vitamin D and Respiratory Tract Infections: A Systematic Review and Meta-analysis of Randomized Controlled Trials." PLoS One 8, no. 6 (2013): e65835.

Blair, G. The Trumps: Three Generations That Built an Empire. New York: Touchstone, 2000.

Boland, M. E., S. M. Roper, and J. A. Henry."Complications of Quinine Poisoning."Lancet 325, no. 8425 (1985): 384–85.

Brett, A. S., and A. Zuger."The Run on Tamiflu—Should Physicians Prescribe on Demand?" New England Journal of Medicine 353, no. 25 (2005): 2636–37.

Bridges, C. B., W. W. Thompson, M. I. Meltzer, G. R. Reeve, W. J. Talamonti, N. J. Cox, H. A. Lilac, H. Hall, A. Klimov, and K. Fukuda."Effectiveness and Cost-Benefit of Influenza Vaccination of Healthy Working Adults: A Randomized Controlled Trial."JAMA 284, no. 13 (2000): 1655–63.

Brownstein, J. S., C. J. Wolfe, and K. D. Mandl."Empirical Evidence for the Effect of Airline Travel on Inter-regional Influenza Spread in the United States."PLoS Medicine 3, no. 10 (2006): e401.

Butler, D."When Google Got Flu Wrong."Nature 494, no. 7436 (2013): 155–56.

Byerly, C. Fever of War: The Influenza Epidemic in the U.S. Army during World War I. New York: New York University Press, 2005.

參考文獻

Abhimanyu and A. K. Coussens."The Role of UV Radiation and Vitamin D in the Seasonality and Outcomes of Infectious Disease."Photochemical and Photobiological Sciences 16, no. 3 (2017): 314–38.

Adams, F. The Genuine Works of Hippocrates. New York: William Wood, 1886.

Aimone, F."The 1918 Influenza Epidemic in New York City: A Review of the Public Health Response."Public Health Reports 125, suppl. 3 (2010): 71–79.

Almond, D."Is the 1918 Influenza Pandemic Over? Long-Term Effects of In Utero Influenza Exposure in the Post-1940 U.S. Population."Journal of Political Economy 114, no. 41 (2006): 672–712.

Andrews, C. The Common Cold. New York: W. W. Norton, 1965.

Barry, J. M. The Great Influenza: The Epic Story of the Deadliest Plague in History. New York: Penguin, 2005.

—."The Site of Origin of the 1918 Influenza Pandemic and Its Public Health Implications."Journal of Translational Medicine 2, no. 1 (2004): 3.

國家圖書館出版品預行編目 (CIP) 資料

百年抗疫 : 1918 後被流感改變的世界 / 傑瑞米 . 布朗 (Jeremy Brown) 作 ; 王晨瑜譯 . -- 初版 . -- 臺北市 : 今周刊 , 2020.08
面 ; 公分 . -- (Wide ; 2)
譯自 : Influenza : the hundred year hunt to cure the deadliest disease in history.
ISBN 978-957-9054-63-8(平裝)
1. 流行性感冒 2. 傳染性疾病防制

415.237 109006206

Wide系列 002

百年抗疫

1918後被流感改變的世界

Influenza : The Hundred Year Hunt to Cure the Deadliest Disease in History

---

作　　者 傑瑞米．布朗（Jeremy Brown）
譯　　者 王晨瑜
主　　編 許訓彰
校　　對 李韻、李志威、許訓彰
副總編輯 鍾宜君
行銷經理 胡弘一
行銷主任 彭澤葳
封面設計 兒日設計
內文排版 潘大智

出 版 者 今周刊出版社股份有限公司
發 行 人 梁永煌
社　　長 謝春滿
副總經理 吳幸芳

地　　址 臺北市中山區南京東路一段96號8樓
電　　話 886-2-2581-6196
傳　　眞 886-2-2531-6438
讀者專線 886-2-2581-6196轉1
劃撥帳號 19865054
戶　　名 今周刊出版社股份有限公司
網　　址 http://www.businesstoday.com.tw

總 經 銷 大和書報股份有限公司
製版印刷 緯峰印刷股份有限公司
初版一刷 2020年8月
定　　價 360 元